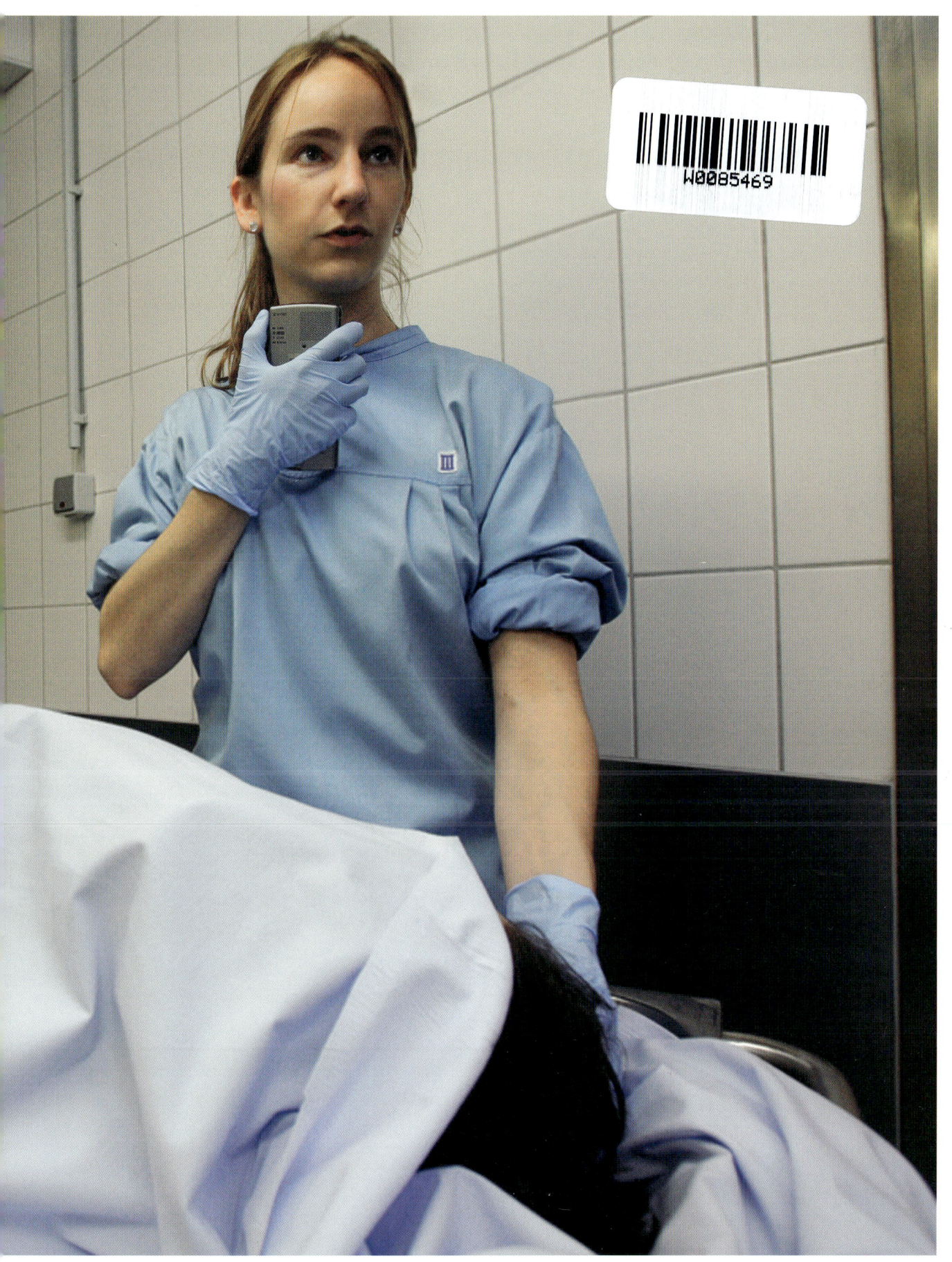

Bibliographische Information der Deutschen Nationalbibliothek:
Die Deutsche Nationalbibliothek verzeichnet diese Publikation
in der deutschen Nationalbibliographie; detaillierte bibliographische
Angaben sind im Internet über http://dnb.ddb.de abrufbar.

2. Auflage 2012
© Militzke Verlag GmbH, Leipzig 2012
Lektorat: Julia Lössl
Layout, Satz und Umschlaggestaltung: Franziska v. Aspern
Umschlagfoto: Bodo Marks
Druck und Bindung: PBtisk, s.r.o.
Printed in Europe

ISBN 978-3-86189-850-4 (Buch)
ISBN 978-3-86189-785-9 (E-Book)

Besuchen Sie uns im Internet unter: www.militzke.de

# Spurensuche

## Einblicke in die Arbeit der Rechtsmedizin

**Franziska v. Aspern**

Fotografien Bodo Marks

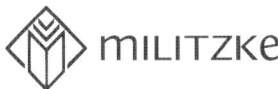 MILITZKE

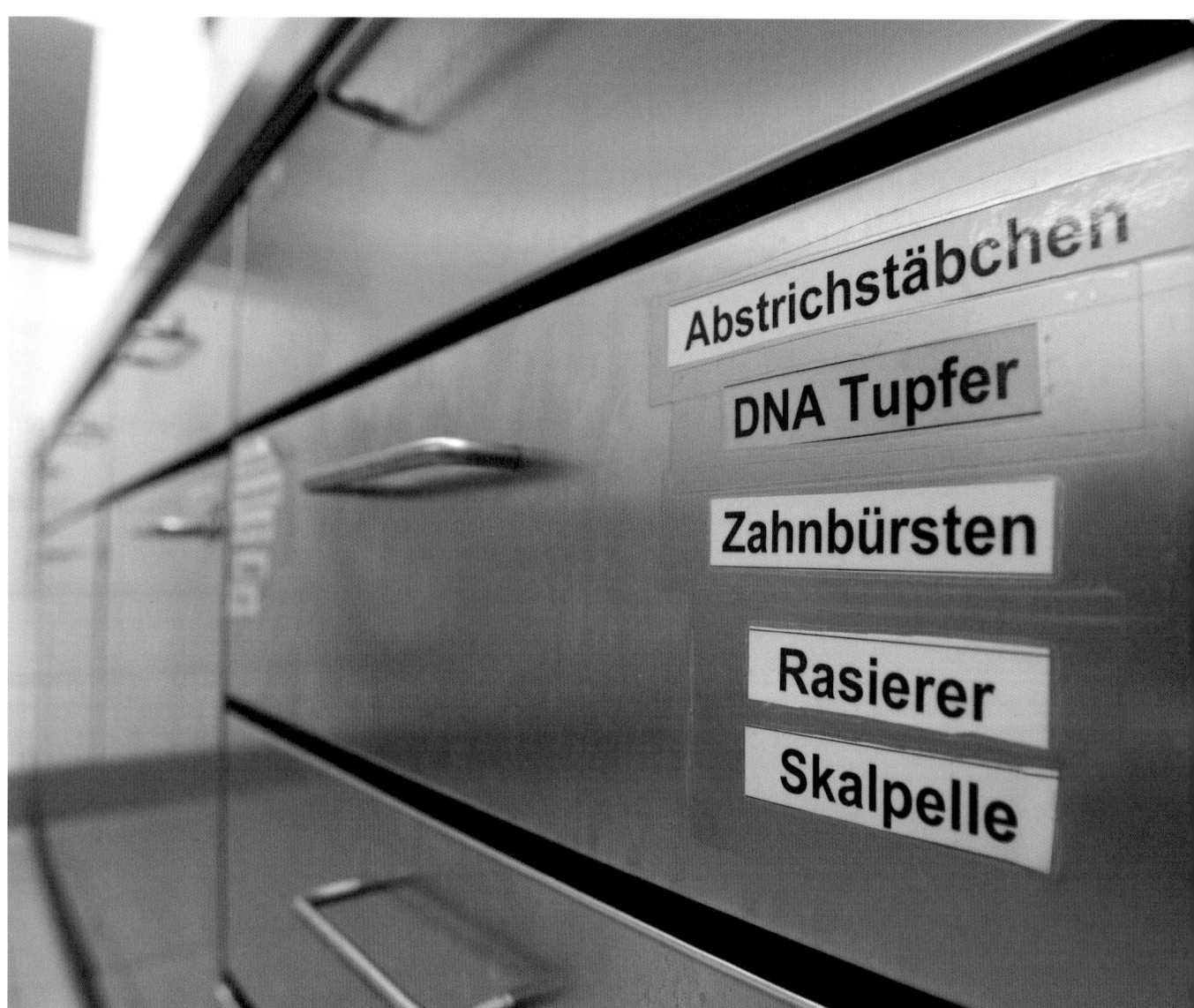

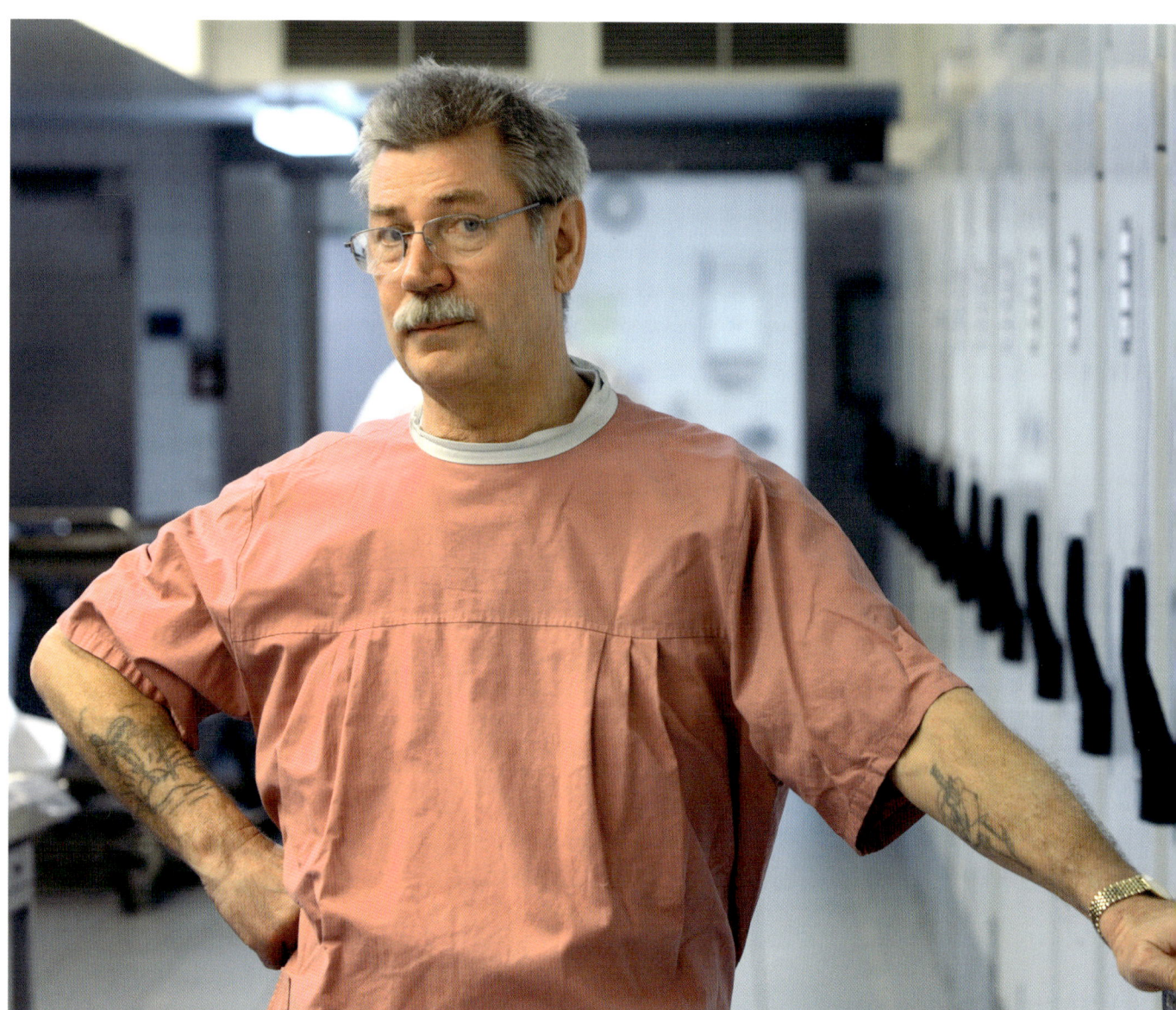

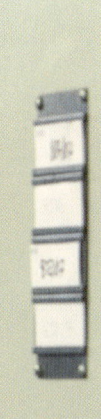

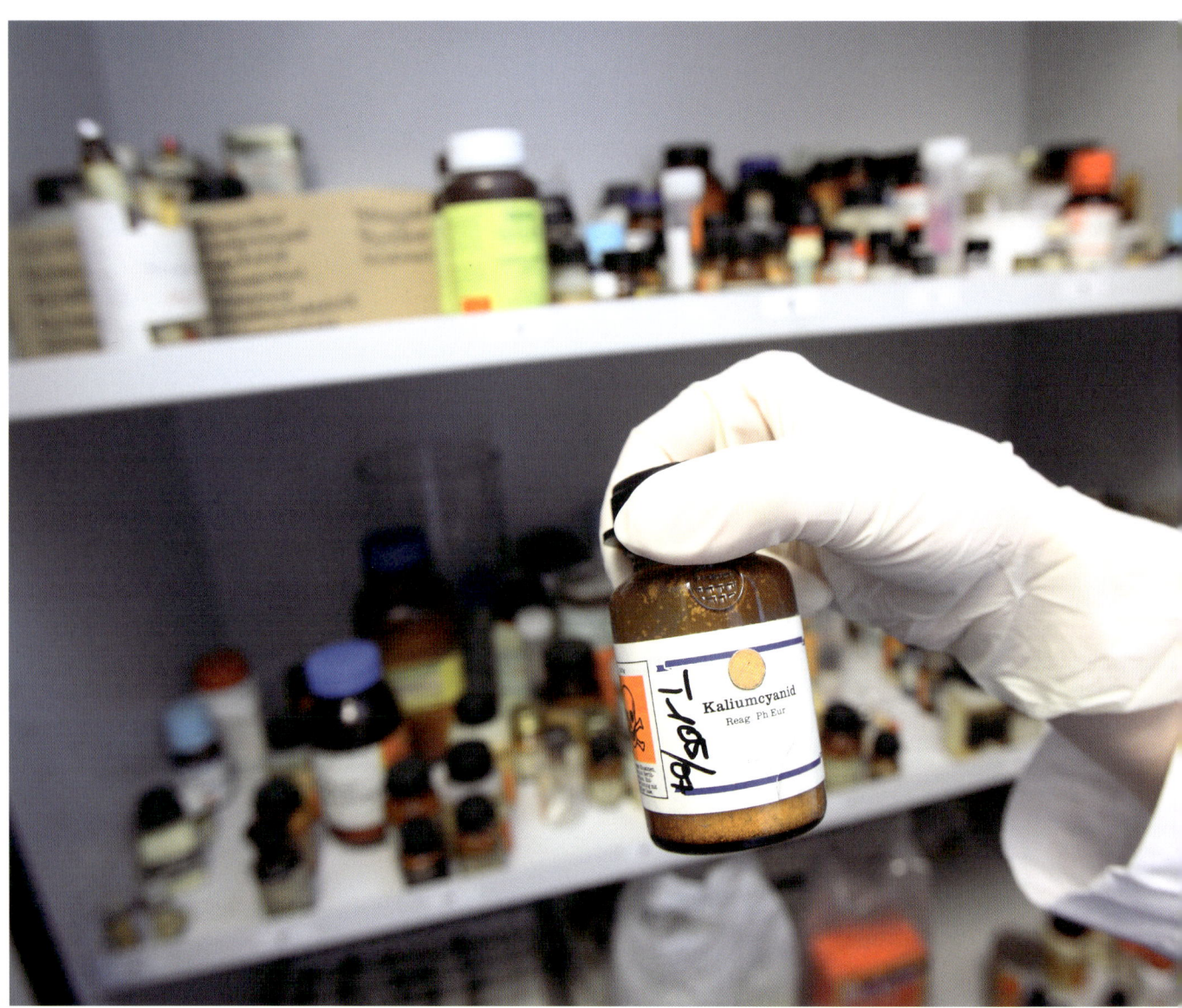

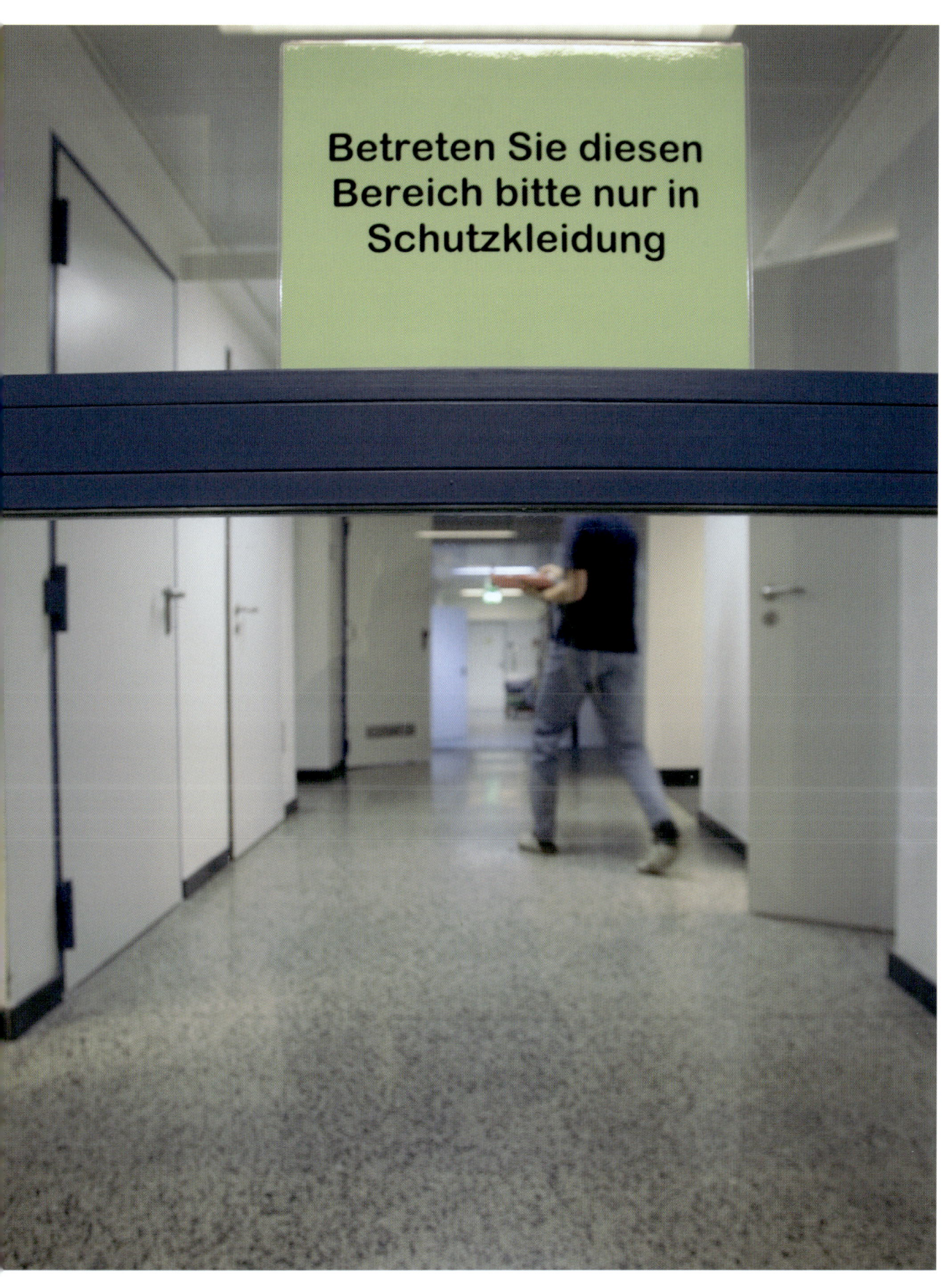

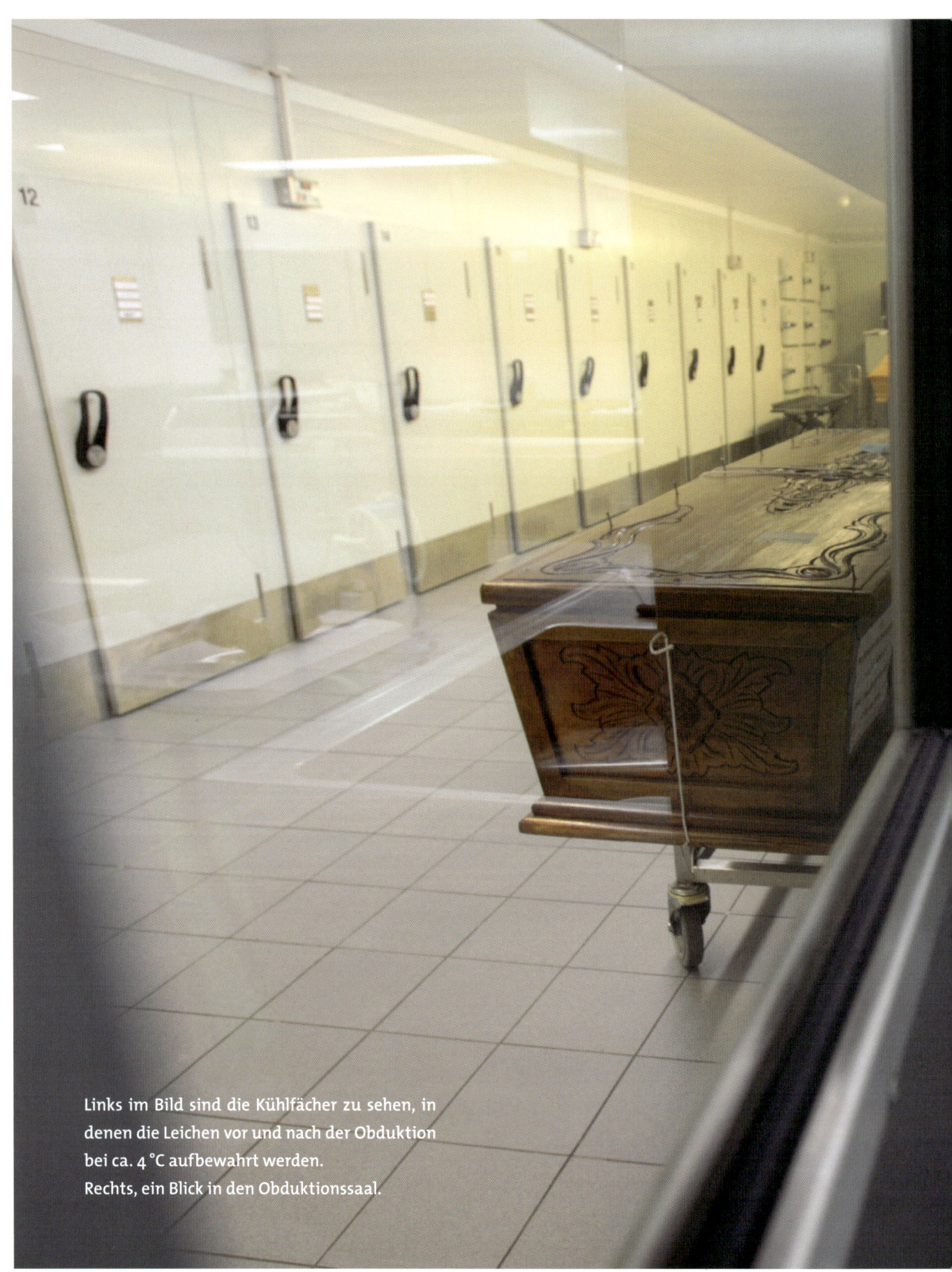

Links im Bild sind die Kühlfächer zu sehen, in
denen die Leichen vor und nach der Obduktion
bei ca. 4 °C aufbewahrt werden.
Rechts, ein Blick in den Obduktionssaal.

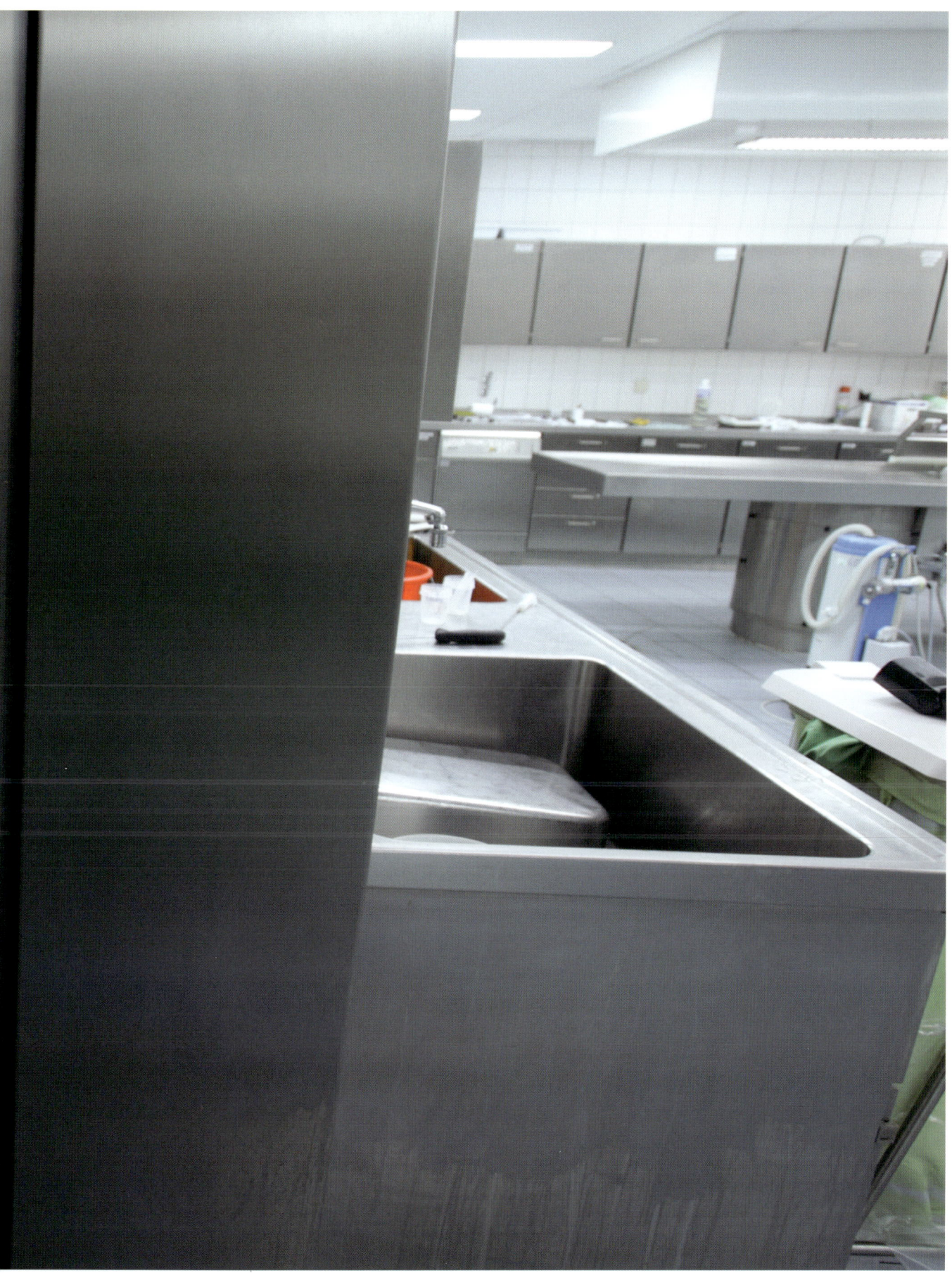

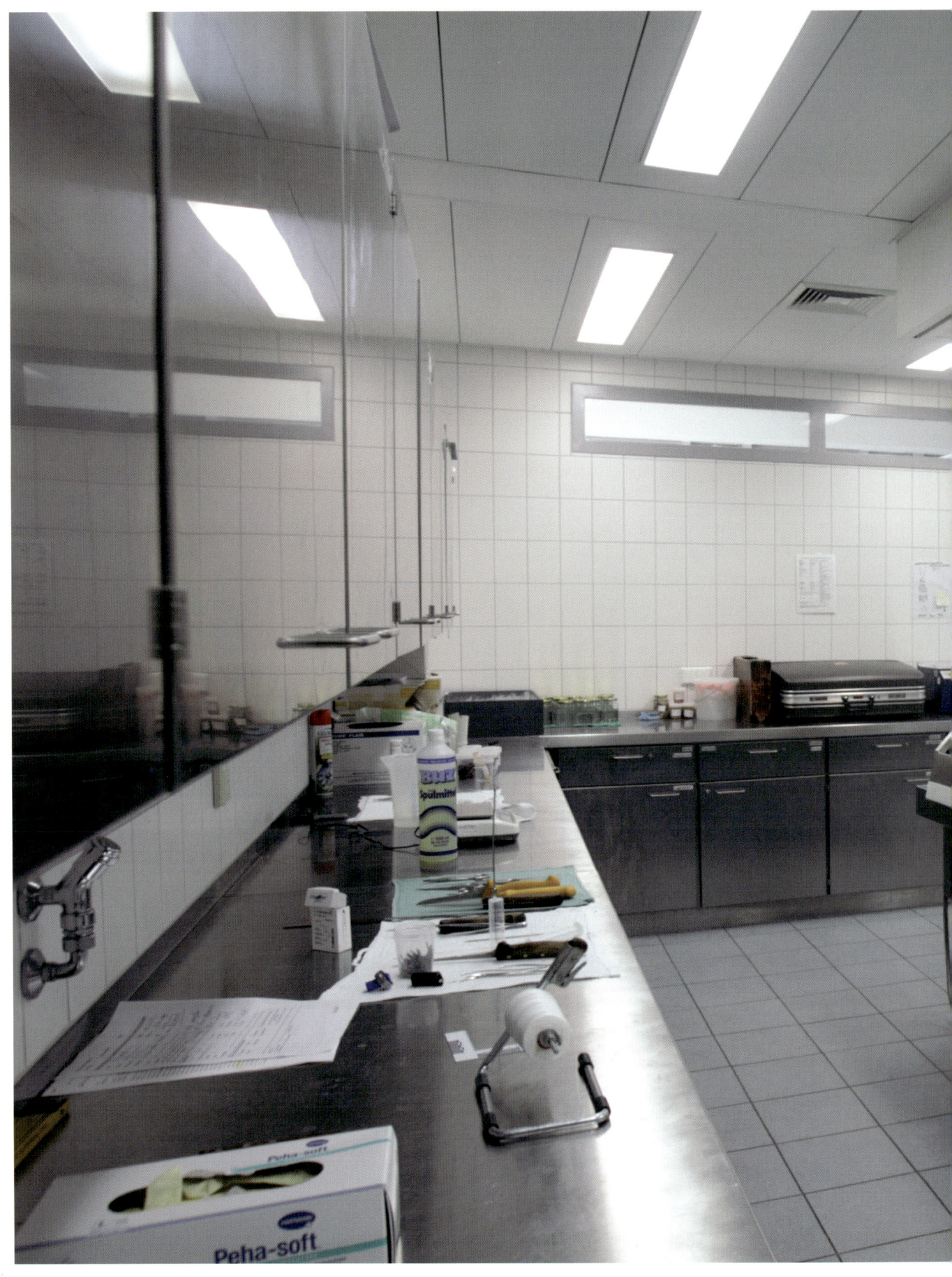

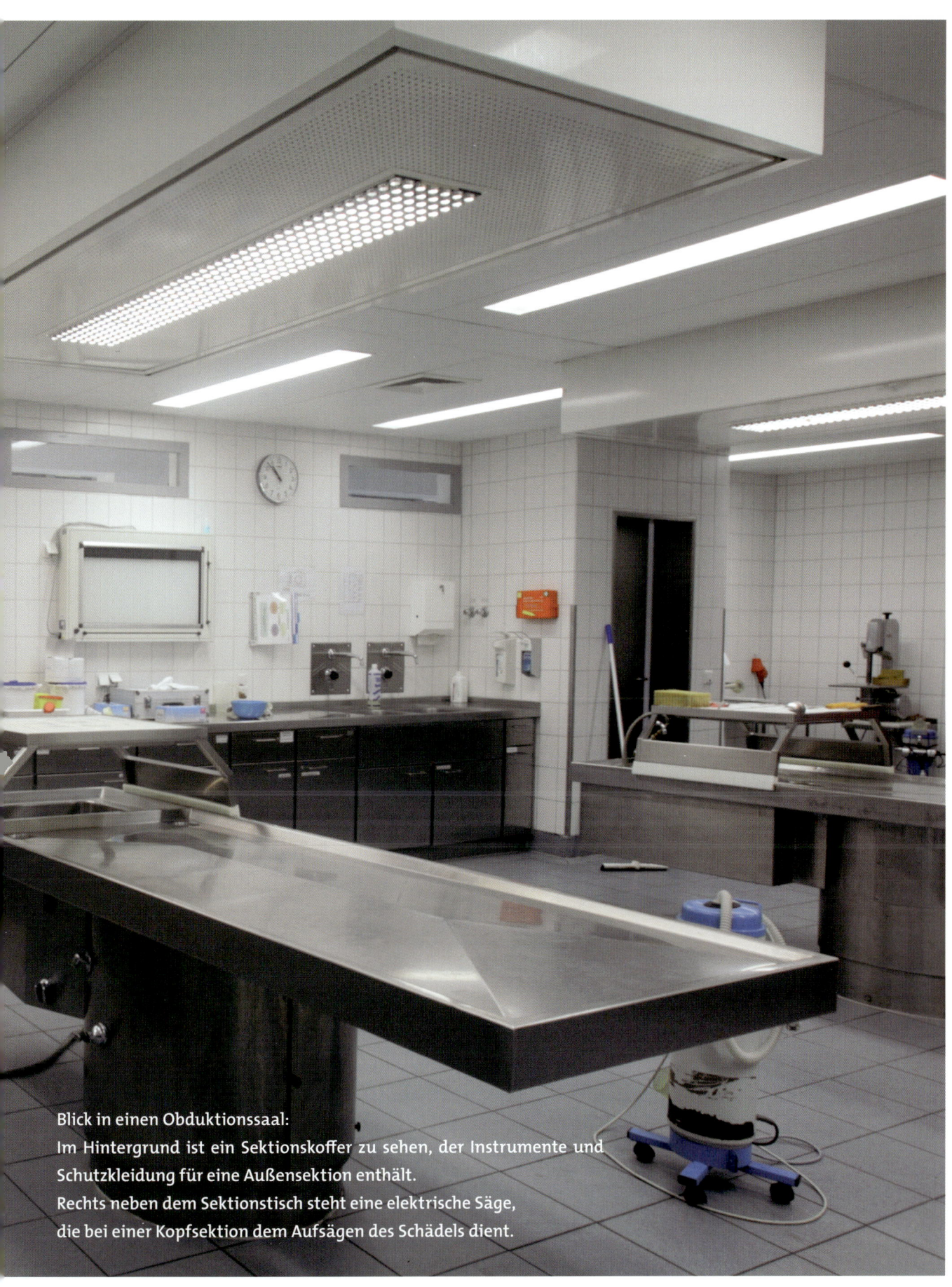

Blick in einen Obduktionssaal:
Im Hintergrund ist ein Sektionskoffer zu sehen, der Instrumente und
Schutzkleidung für eine Außensektion enthält.
Rechts neben dem Sektionstisch steht eine elektrische Säge,
die bei einer Kopfsektion dem Aufsägen des Schädels dient.

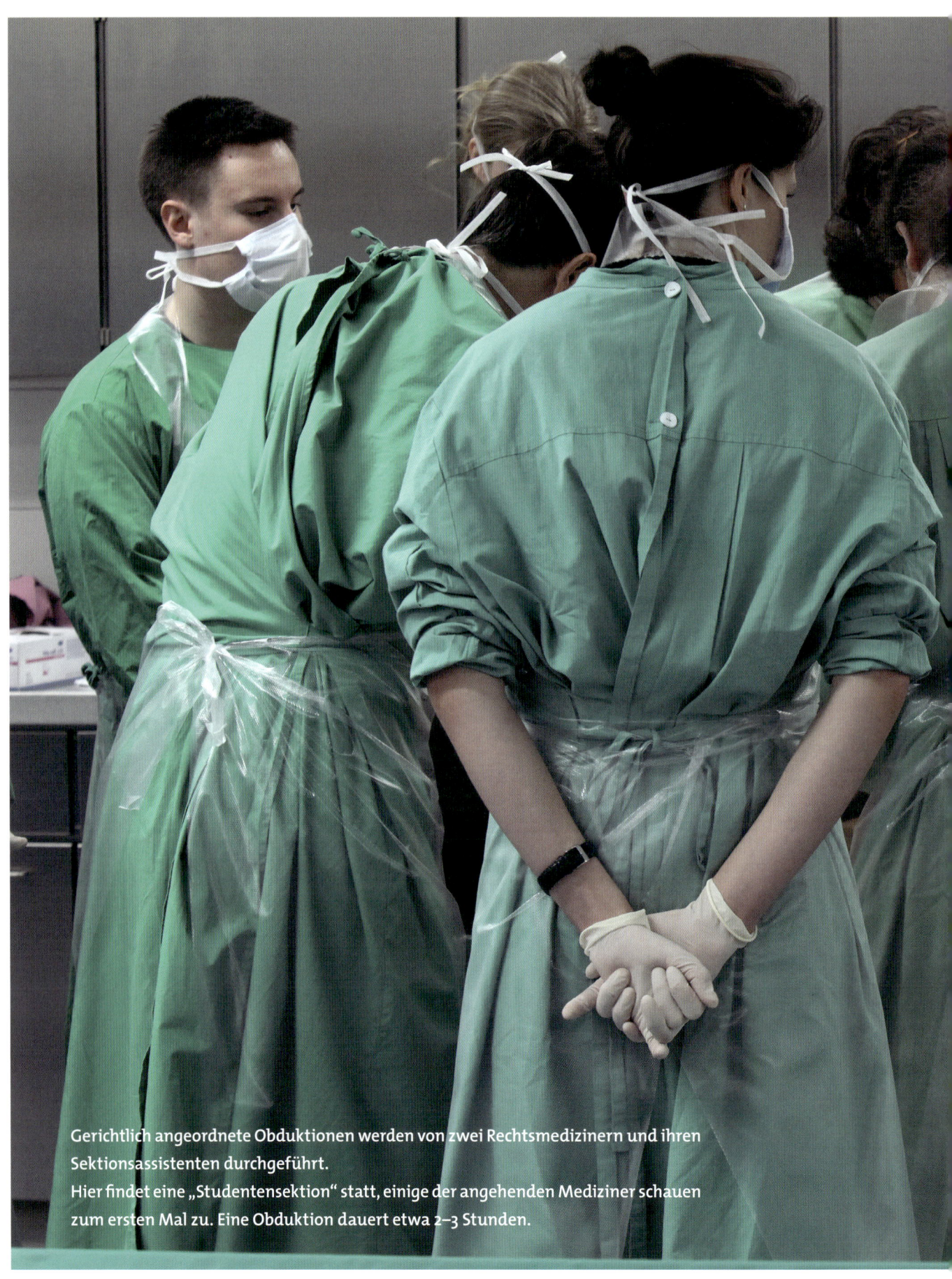

Gerichtlich angeordnete Obduktionen werden von zwei Rechtsmedizinern und ihren Sektionsassistenten durchgeführt.
Hier findet eine „Studentensektion" statt, einige der angehenden Mediziner schauen zum ersten Mal zu. Eine Obduktion dauert etwa 2–3 Stunden.

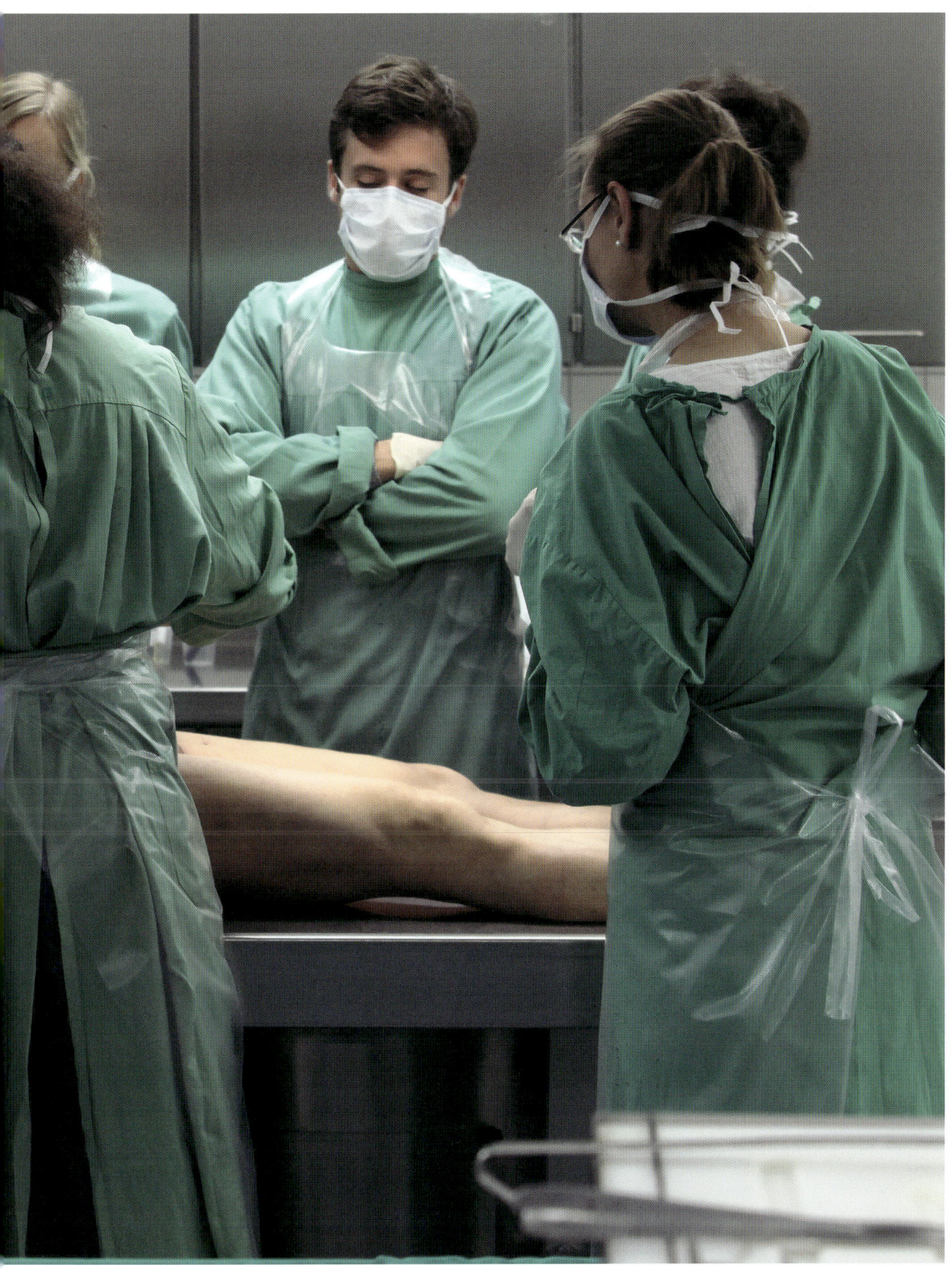

# Tote haben keine Lobby ...

Eine trockene, traurige Wahrheit. Überhaupt nicht trocken ist das Buch, das vor Ihnen liegt.

Tote haben viel zu erzählen – vor allem, wenn man nicht weiß, wer sie sind oder vermutet, dass jemand nachgeholfen hat, sie vom Leben in den Tod zu befördern. Und deswegen musste dieses Buch geschrieben werden.

Wer sind die Menschen, die sich auf diese Spurensuche begeben?
Nekrophile Autisten?
Von Sendungsbewusstsein getriebene Wahrheitsjäger?
Nein – ganz normale Ärztinnen und Ärzte, Pfleger und Helfer, Mitarbeiter, Verwalter und Lehrer. Sie alle eint der Wille Menschen zu helfen, und sei es nach deren Tod. Sie sind wissbegierig und neugierig, nicht um ihrer selbst willen, sondern um Wiederholungen zu verhindern, ein wenig bei der Suche nach Wahrheit und Gerechtigkeit zu helfen und um der medizinischen Wissenschaft zu dienen.

Das Buch zeigt den Alltag, schnörkellos aber doch diskret, nicht reißerisch, aber mit hoher fotografischer Präzision und Plastizität.
Und es zeigt Menschen, die ihren Beruf lieben, auch – wie wir alle – manchmal an dieser Liebe zweifeln und doch in ihrem Beruf aufgehen.

Ein „schönes" Buch – es musste geschrieben werden.


Dr. Frank Ulrich Montgomery
Präsident der Bundesärztekammer

# Alltag in der Rechtsmedizin

**Rechtsmediziner können keinen typischen Arbeitsalltag beschreiben, es gibt ihn nicht. Genauso wenig wie den typischen Rechtsmediziner.**

Das Fach hat etwas Packendes und es wundert nicht, dass so manch einer, der im Rahmen seines Medizinstudiums kam, um zu schauen, nicht wieder davon loskam und blieb.

In Film- und Fernsehproduktionen pendelt der Rechtsmediziner meist nur zwischen Tatort und Obduktionssaal.
Ganz anders, viel spannender und lebendiger, ist die Realität.

In Deutschland sind etwa 300 Mediziner bei der Bundesärztekammer unter der Fachbezeichnung „Arzt für Rechtsmedizin" registriert.
Wenig bekannt ist, dass sie in ihren 30 Instituten genauso viele Lebende wie Tote untersuchen. Auf die Metropolregion Hamburg bezogen, führen die Fachärzte pro Jahr 1 300 Obduktionen durch und untersuchen ebenso viele überlebende Opfer von Gewalt: Messer- und Schussverletzte, vergewaltigte Frauen, verprügelte Kinder, Unfallverletzte und Opfer ärztlicher Fehlleistungen.
Mit dem Kinder-Kompetenz-Zentrum hat die Rechtsmedizin Hamburg eine interdisziplinär arbeitende Einrichtung initiiert, um misshandelten Kindern und Jugendlichen zu helfen.

DNA-Analysen, Paternitätsdiagnostik (Vaterschaftstests), Blutalkoholuntersuchungen, Forensische Osteologie (Knochengutachten) und Verkehrsmedizin (Fahrtauglichkeit) sind ebenso an der Tagesordnung wie Grundlagenforschung und postmortale Gewebespenden (Netzhautentnahmen).

Viele Rechtsmediziner sind in der Identifizierungskommission des Bundeskriminalamts (IDKO) organisiert und engagieren sich in multinational besetzten Teams bei der Identifizierung der Opfer von Naturkatastrophen wie dem Tsunami in Thailand oder kriegerischen Konflikten, beispielsweise im Kosovo, im Auftrag internationaler Gerichtsbarkeit.

Von den 333 599 berufstätigen Ärztinnen und Ärzten, die im Jahr 2010 bei der Bundesärztekammer gemeldet waren, sind 321 Rechtsmediziner – ein familiärer Kreis, verglichen mit 43 955 Fachärzten für Innere Medizin, die im gleichen Zeitraum gemeldet waren.

Rechtsmediziner kennen sich untereinander, und schaut man sich die Zahl der Facharztanerkennungen für Rechtsmedizin an, bleibt es dabei, denn 2010 gab es neun frischgebackene Fachärzte für Rechtsmedizin, im Vergleich zu 1 872 Facharztanerkennungen für Innere Medizin.

Doch eigentliches Herzstück rechtsmedizinischer Tätigkeit ist die Obduktion; bei ungeklärten Todesfällen die letzte Möglichkeit, die Todesursache eines Menschen festzustellen.

Schauplatz dieser letzten Untersuchung ist der Obduktionssaal, der sich meist im Untergeschoss des jeweiligen rechtsmedizinischen Instituts befindet. Hier findet das „Leben" der Leichen statt, umgeben von einer Ästhetik aus Fliesen und Stahl, begleitet von einer Mischung aus Leichengeruch und Desinfektionsmitteln.

Das ganze Spektrum unnatürlicher Todesarten und alle Stadien der Verwesung präsentieren sich den Rechtsmedizinern und deren Mitarbeitern: zertrümmerte Schädel, madenbefallene Leichen, alte und junge Tote.

Eine Obduktion, die staatsanwaltschaftlich, gerichtlich oder privat angeordnet sein kann, wird nach einem standardisierten Verfahren von jeweils zwei Rechtsmedizinern und einem Sektionsassistenten vorgenommen: Die drei Körperhöhlen Schädel-, Brust- und Bauchraum werden geöffnet, ihr Inhalt entnommen. Die Organe werden gewogen, vermessen, Gewebe- und Organproben für Laboruntersuchungen asserviert.
Wenn alles untersucht und dokumentiert ist, die entnommenen Organe zurückgelegt sind, ist die Arbeit an der Leiche beendet. Der geöffnete Körper wird mit einer Naht verschlossen; eine Aufgabe, die von einem Sektionsassistenten kunstvoll ausführt wird.

Trotz des drastischen Eingriffs ist der Leiche außer dieser Naht, die der Länge nach über den Leib verläuft, anschließend nichts von der – in der Regel anderthalbstündigen – Untersuchung anzusehen.
Der Leichnam wird bis zum Abtransport durch ein Bestattungsunternehmen in einem der Kühlfächer bei ca. 4 °C gelagert.

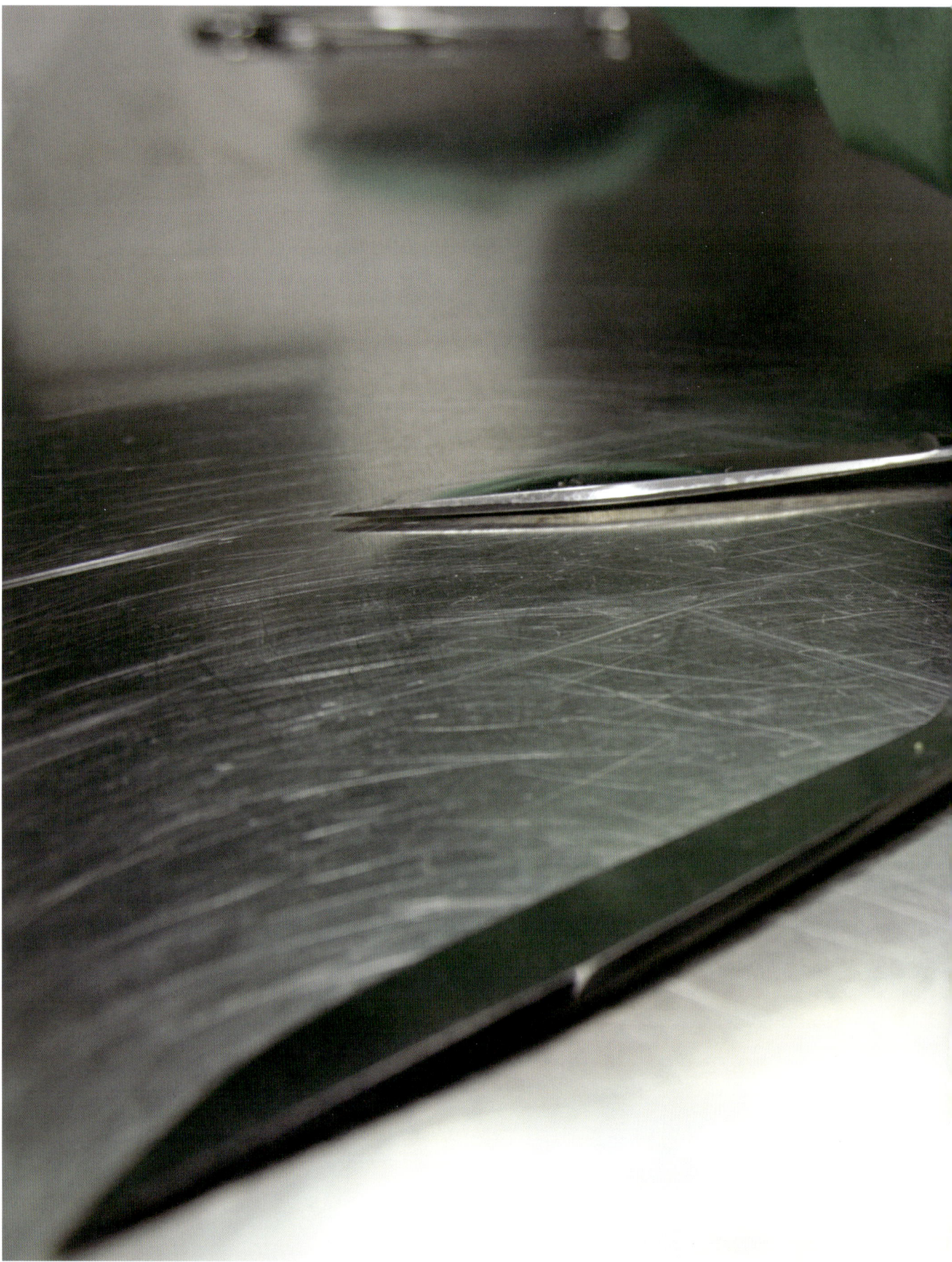

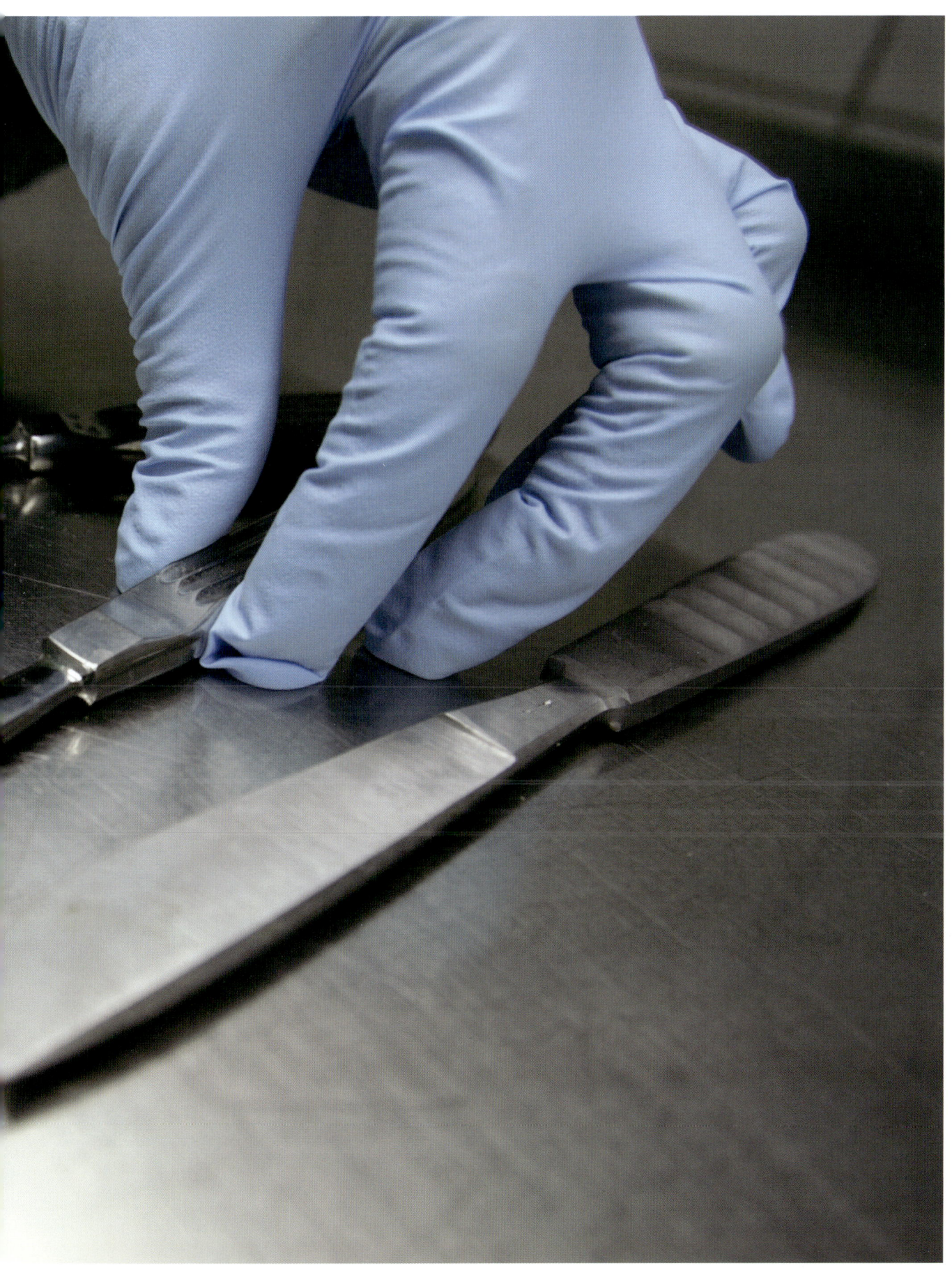

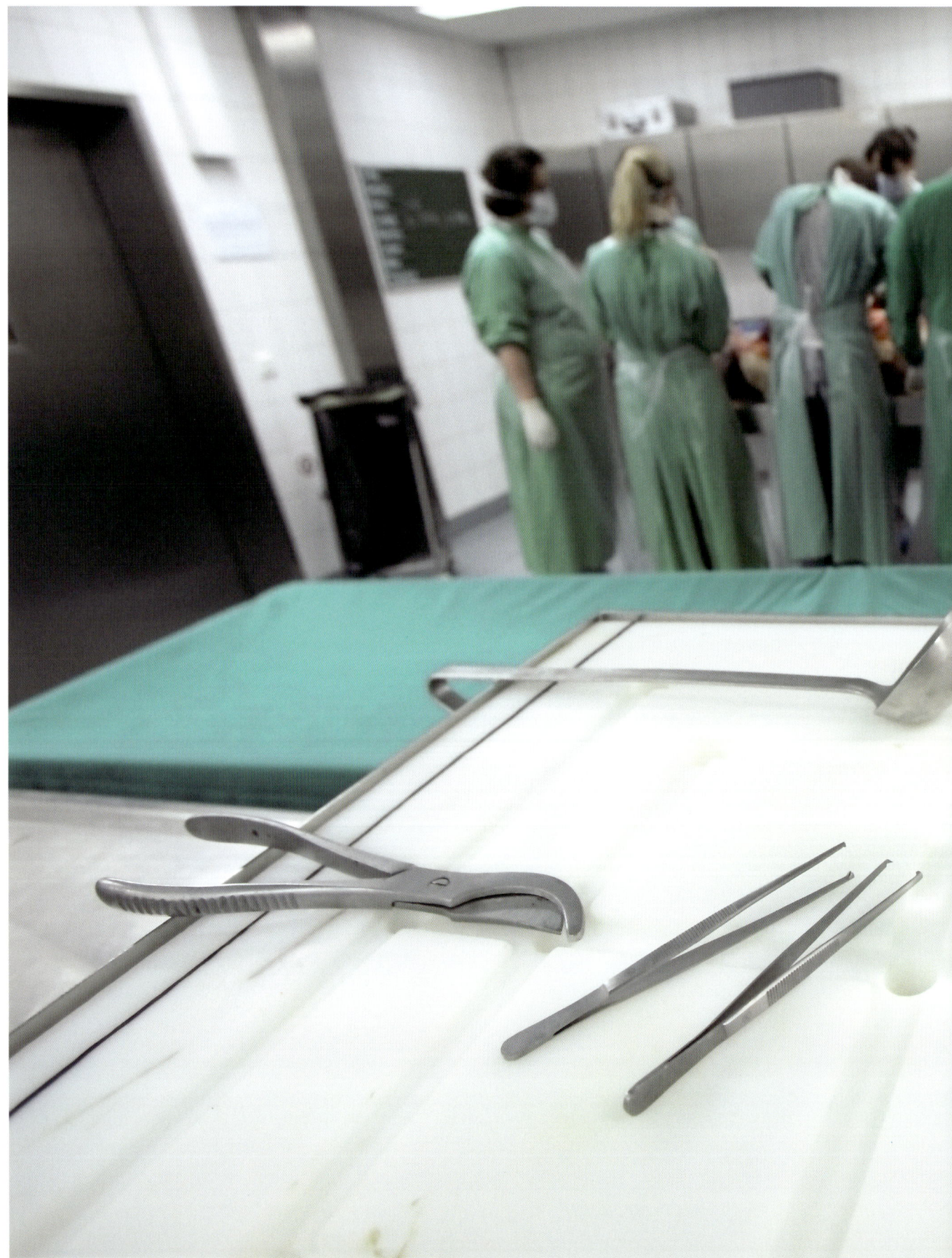

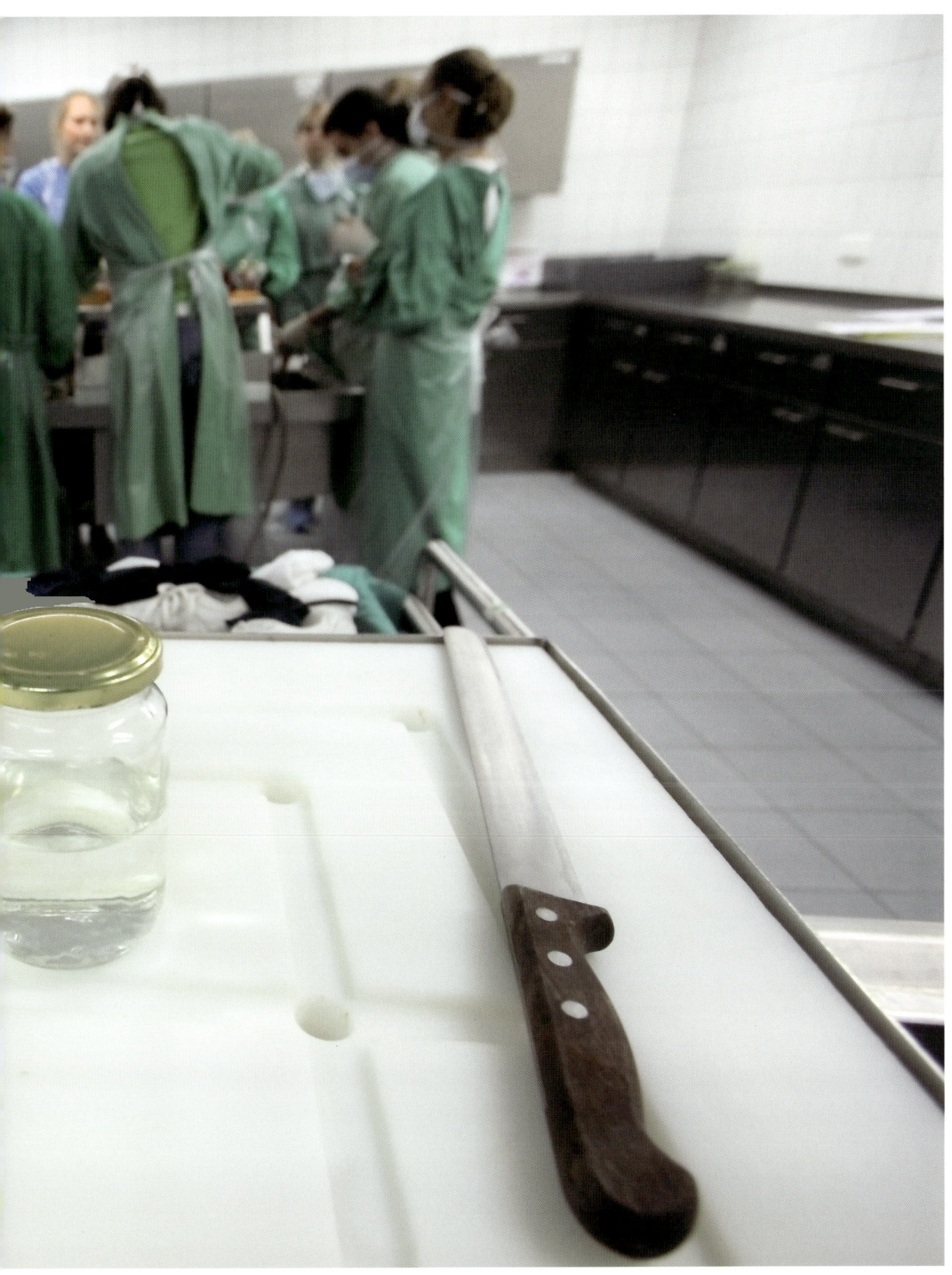

# Haben Rechtsmediziner eine seelische Hornhaut?

**Lässt sich der rechtsmedizinische Alltag nur so ertragen: kaltschnäuzig und mit zur Schau gestellter Coolness? Wie diese verschrobenen Typen aus dem Fernsehen?**

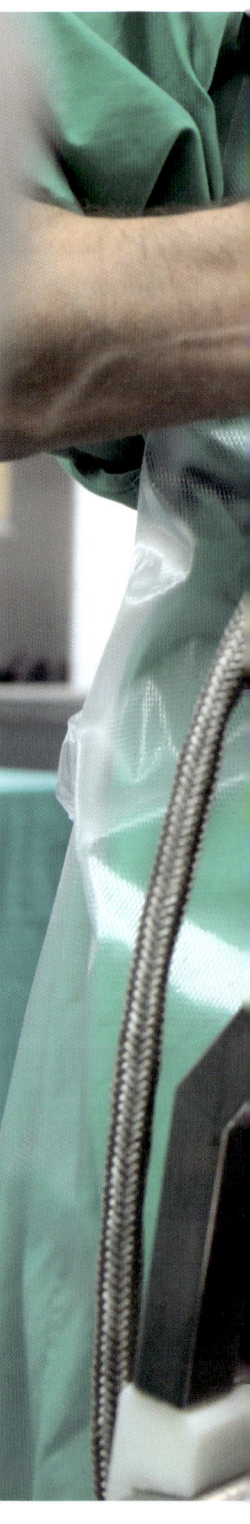

Stimmt dieses Bild?

Der Besuch in einem Institut für Rechtsmedizin befreit von solchen Vorurteilen, denn das Aufgabenspektrum in einem rechtsmedizinischen Institut ist so vielfältig, dass es bei denen, die dort arbeiten, eine wie auch immer geartete *déformation professionelle* gar nicht geben kann. Dort arbeiten keine schrulligen Männer, die sich hauptsächlich im sogenannten „Leichenkeller" aufhalten.

Fragt man Rechtsmediziner nach ihren Hobbys, erstaunen die normalen Antworten: Tanzen, Saxofon spielen, um die Außenalster laufen, zuhause mit den Kindern oder Enkeln spielen und Krimis von Agatha Christie lesen – wegen der gut beschriebenen Giftmorde ...

Das Stereotyp des *zynischen* Rechtsmediziners soll hier nicht durch das Bild des *lieben* Rechtsmediziners ersetzt werden. Doch in der Hamburger Rechtsmedizin begegnen einem freundliche Menschen mit positiver Ausstrahlung, darunter auch viele junge Frauen.

Vielleicht haben die TV-Krimis, die die Welt der Rechtsmedizin zwar nicht immer richtig, aber doch spannend und ein bisschen unheimlich darstellen, etwas damit zu tun, dass sich immer mehr junge Medizinerinnen und Mediziner für das Fach interessieren.

Das Studienfach der Rechtsmedizin stößt zunehmend auf Interesse, und wer hier an Kursen teilnehmen will, muss sich rechtzeitig anmelden.

Auf die Frage, ob Rechtsmediziner, die ja täglich mit dem Tod konfrontiert sind, bei Todesfällen nahestehender Menschen gelassener reagieren, kommt eine Antwort, die manche überrascht: Auch, wenn sie täglich mit Toten umgehen, stehen sie dem Tod eines Angehörigen genauso hilflos gegenüber wie andere auch.

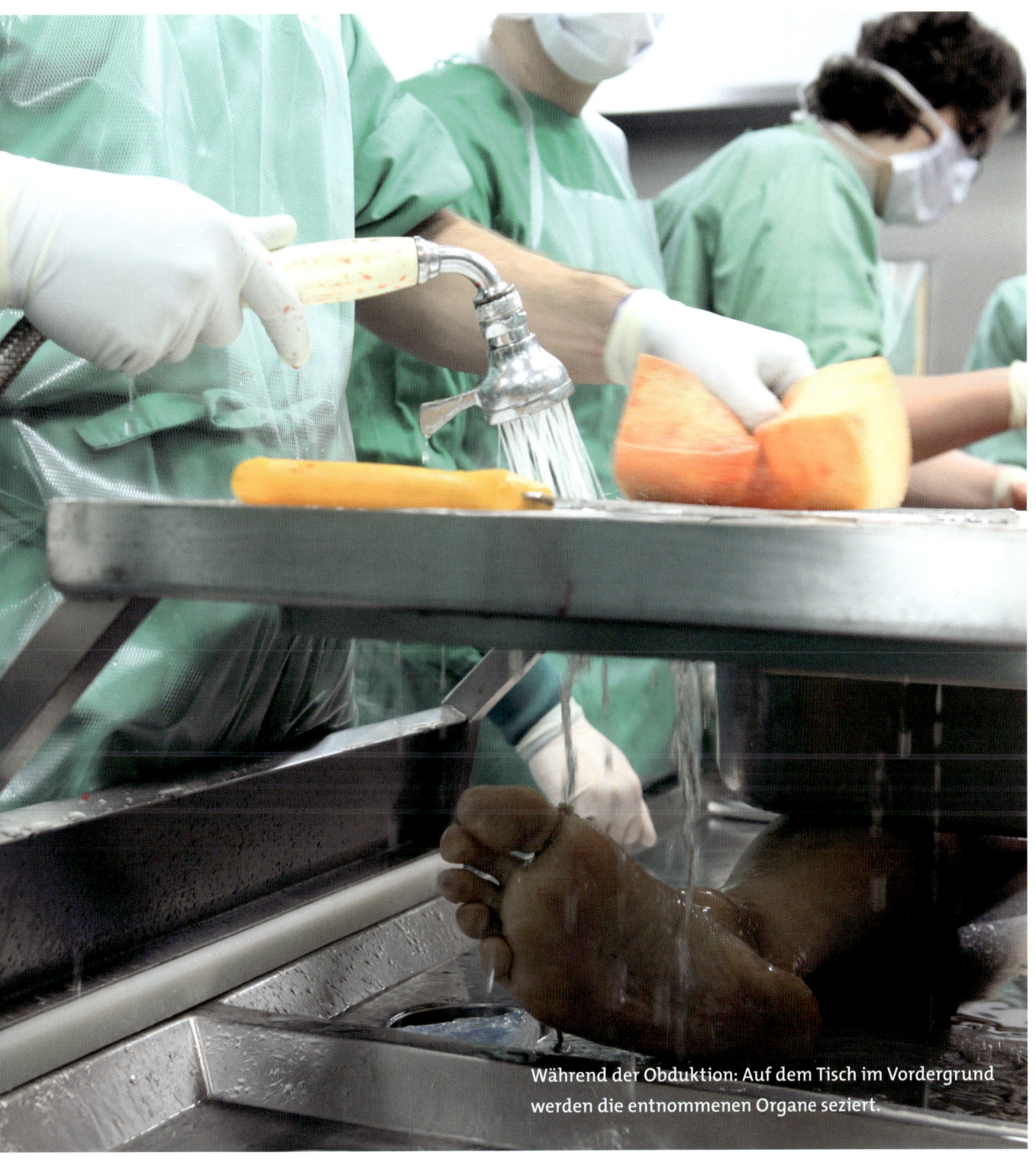

Während der Obduktion: Auf dem Tisch im Vordergrund werden die entnommenen Organe seziert.

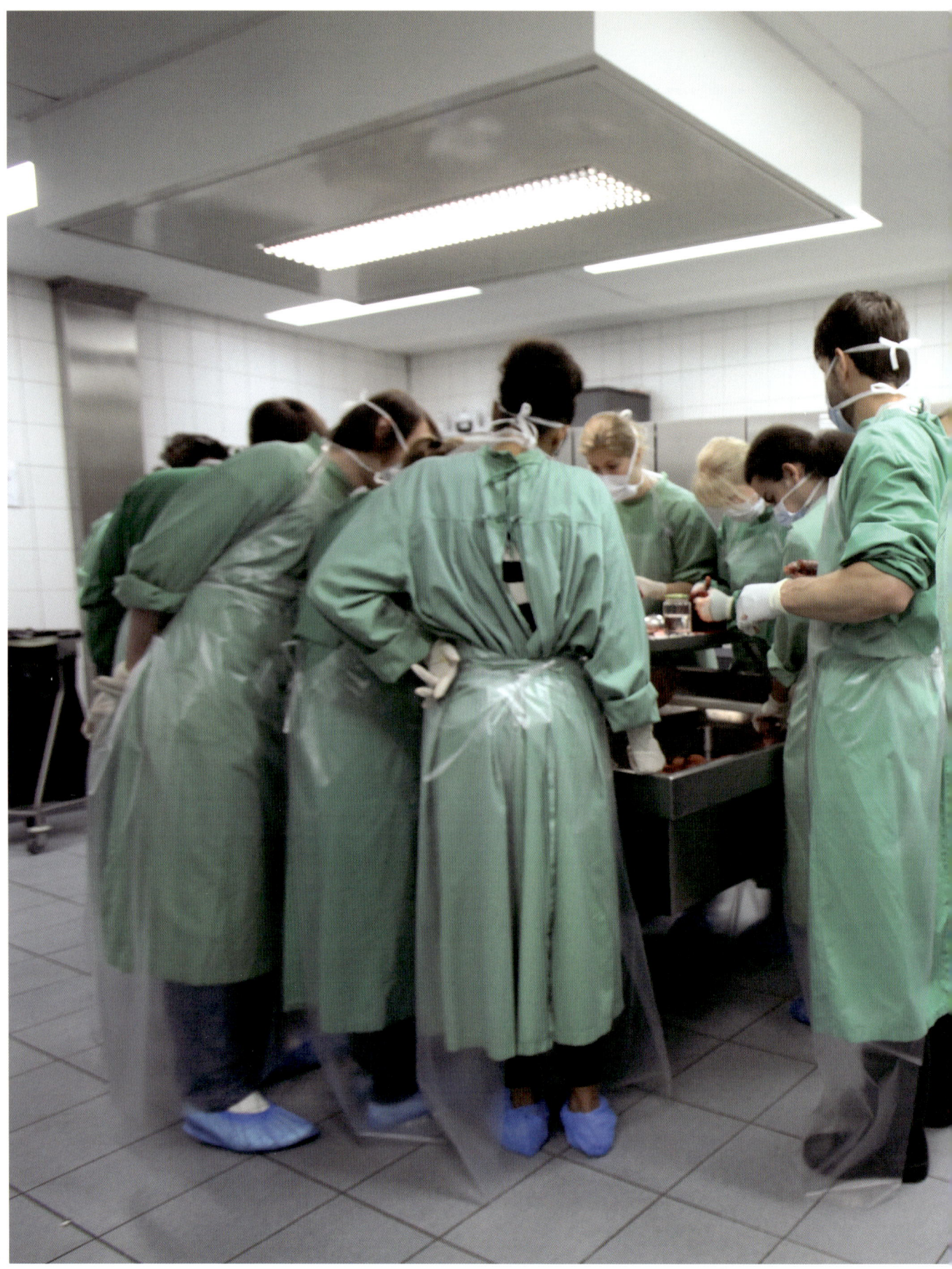

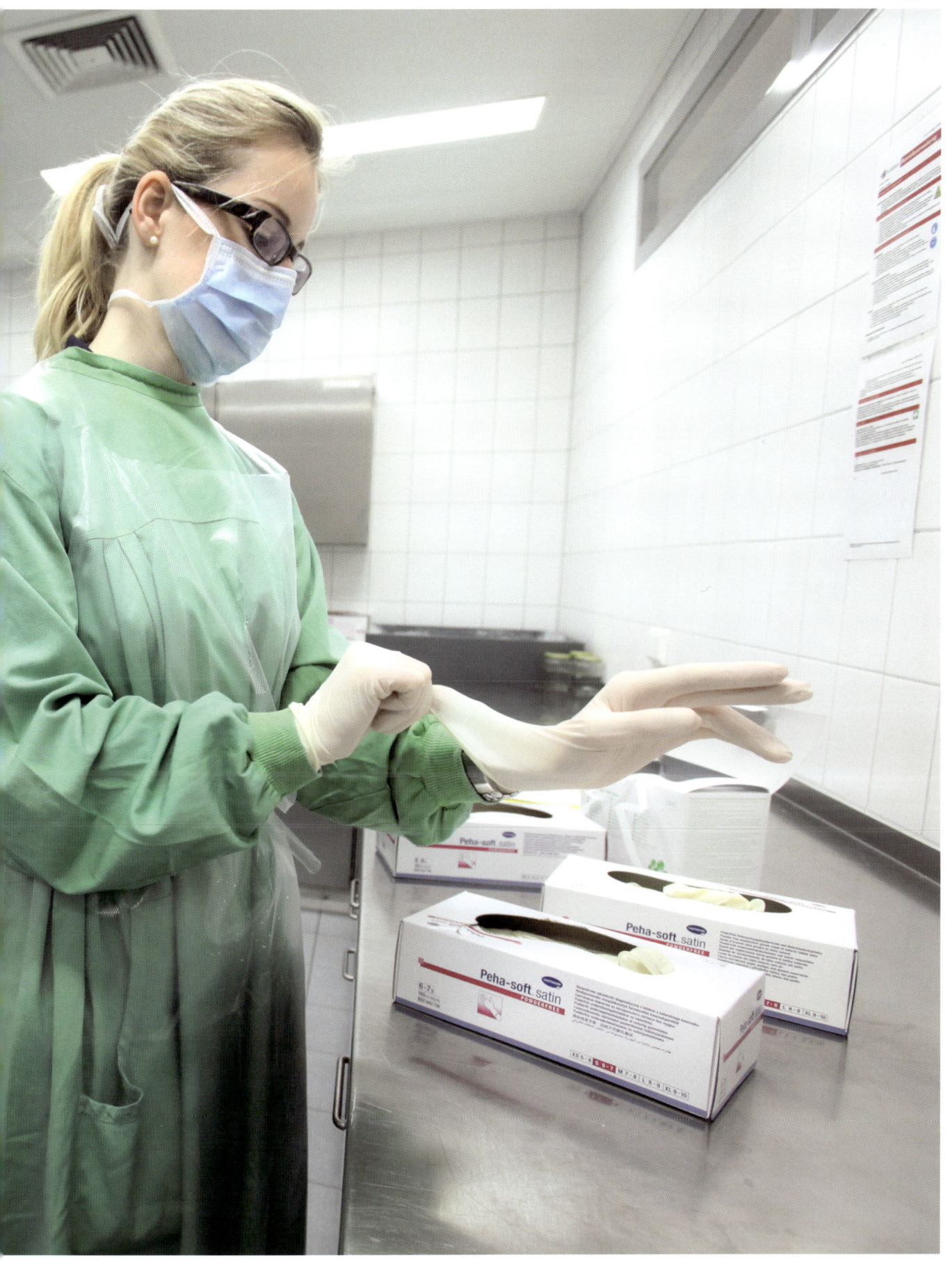

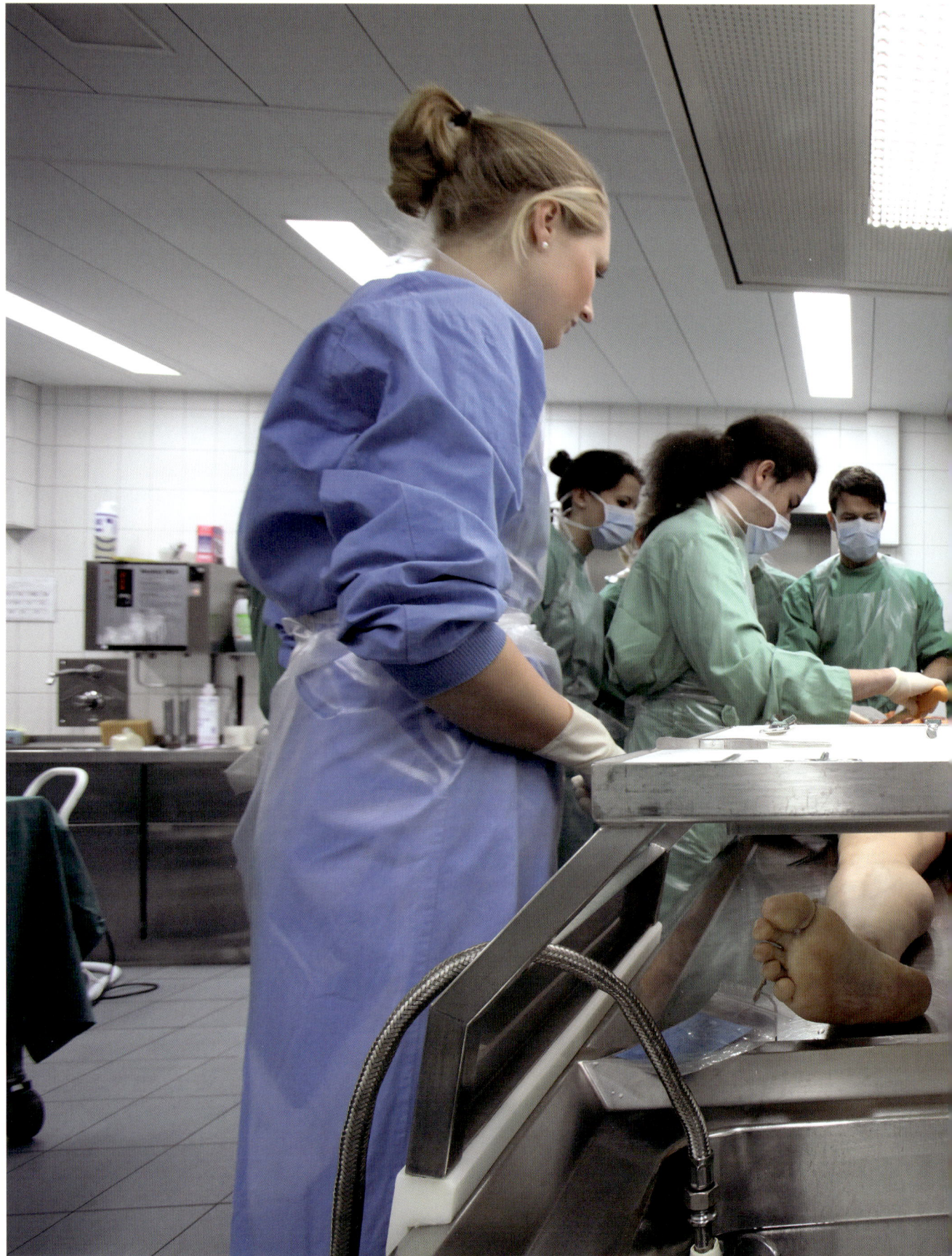

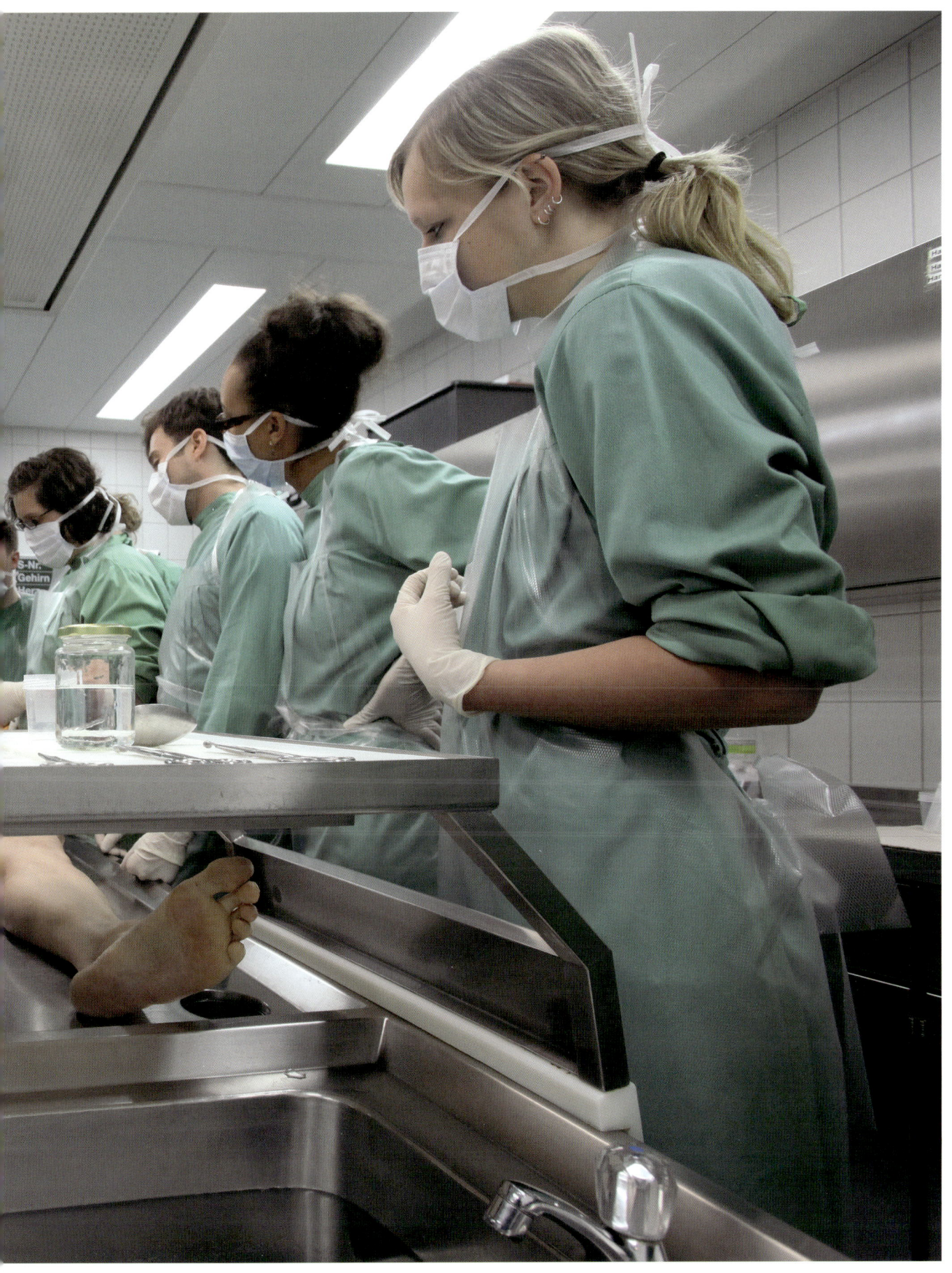

# Der Säuremörder

Als „Säuremörder" ging er als einer der perversesten Verbrecher in die Hamburger Kriminalgeschichte ein: Lutz Reinstrom. Er hielt seine Opfer in einem unterirdischen Atombunker gefangen, folterte und tötete sie und löste ihre zerstückelten Leichen in Säurefässern auf.

Nachdem die Polizei das Grundstück des Täters mit schwerem Gerät regelrecht ausgekoffert hatte, ging am 1. Dezember 1992 ein erster Anruf der SOKO in der Rechtsmedizin ein: Man hatte ein Säurefass entdeckt, das den Beamten nach dem Öffnen einen grausigen Anblick bot. Aus einer übel riechenden, schwarzbraunen Flüssigkeit ragten undefinierbare Körperteile hervor. Das Fass wurde unverzüglich zur weiteren Untersuchung in die Rechtsmedizin gebracht.

Vorsichtig wurde der Fassinhalt auf den Sektionstisch geleert.
Am Ende einer Nachtschicht, nach acht Stunden Arbeit, erstatteten die Obduzenten ihr vorläufiges Gutachten: Die in dem Fass befindlichen menschlichen Körperteile waren hochgradig zersetzt, teilweise aufgelöst und stark deformiert.
Alle vorgefundenen Leichenteile konnten von einem einzigen Körper stammen. Es handelte sich zweifelsfrei um die Leiche einer Frau. Der Körper war mehrfach zerlegt, unter anderem wurde der Kopf abgetrennt. Am linken Unterschenkel befanden sich eindeutige Sägespuren.

Die im Fass befindliche Flüssigkeit enthielt Salzsäure. Nach Rekonstruktion des Zahnstatus aus den im Fass gefundenen Fragmenten ließ sich die Identität des Opfers zweifelsfrei feststellen. Weiterführende DNA-Untersuchungen erwiesen sich als unmöglich, da die Erbsubstanz in der Salzsäure vollständig zersetzt worden war.
Bei allen Untersuchungen war Eile geboten. Nach der vierjährigen Leichenliegezeit verwandelten sich die in der Salzsäure erhaltenen Körperstrukturen auf dem Sektionstisch unter dem Einfluss von Luftsauerstoff und Spülwasser schnell in eine breiige Masse. Eine Todesursache konnten die Obduzenten nicht feststellen. Bei den nachfolgenden chemisch-toxikologischen Untersuchungen konnten keine Gifte, Medikamente oder Drogen nachgewiesen werden.

Gleich nach Bergung wurde drei Tage später ein weiteres Säurefass in die Rechtsmedizin gebracht und in einer weiteren Nachtschicht untersucht. Dieses mal stellten die Obduzenten folgende Diagnose: Organreste menschlicher Provenienz. Es konnte nicht festgestellt werden, ob es sich um die Überreste eines Mannes oder einer Frau handelte.

*„Auch nach vielen Jahren Gerichtsmedizin, Tausenden von untersuchten Todesfällen und persönlichen Erfahrungen mit zahllosen Tatorten, Rekonstruktionen, Leichenöffnungen, Gerichtsverhandlungen als Gutachter entzieht es sich meiner Vorstellungskraft, was hier zwischen dem sadistischen Mörder und seinen hilflosen Opfern abgelaufen ist. Ein Abgrund des Grauens."*

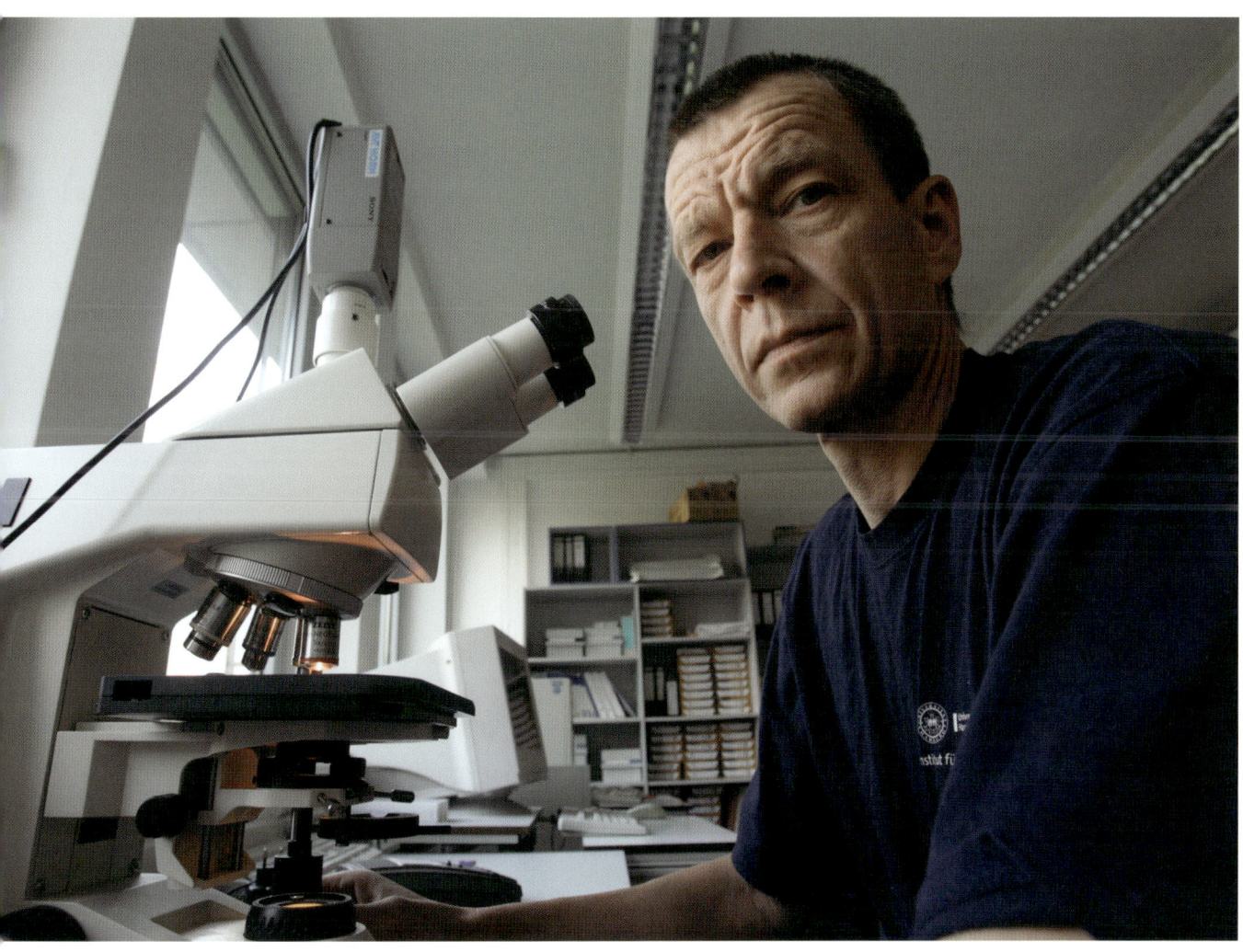

Prof. Dr. Klaus Püschel, Institutsdirektor, Hamburger Institut für Rechtsmedizin

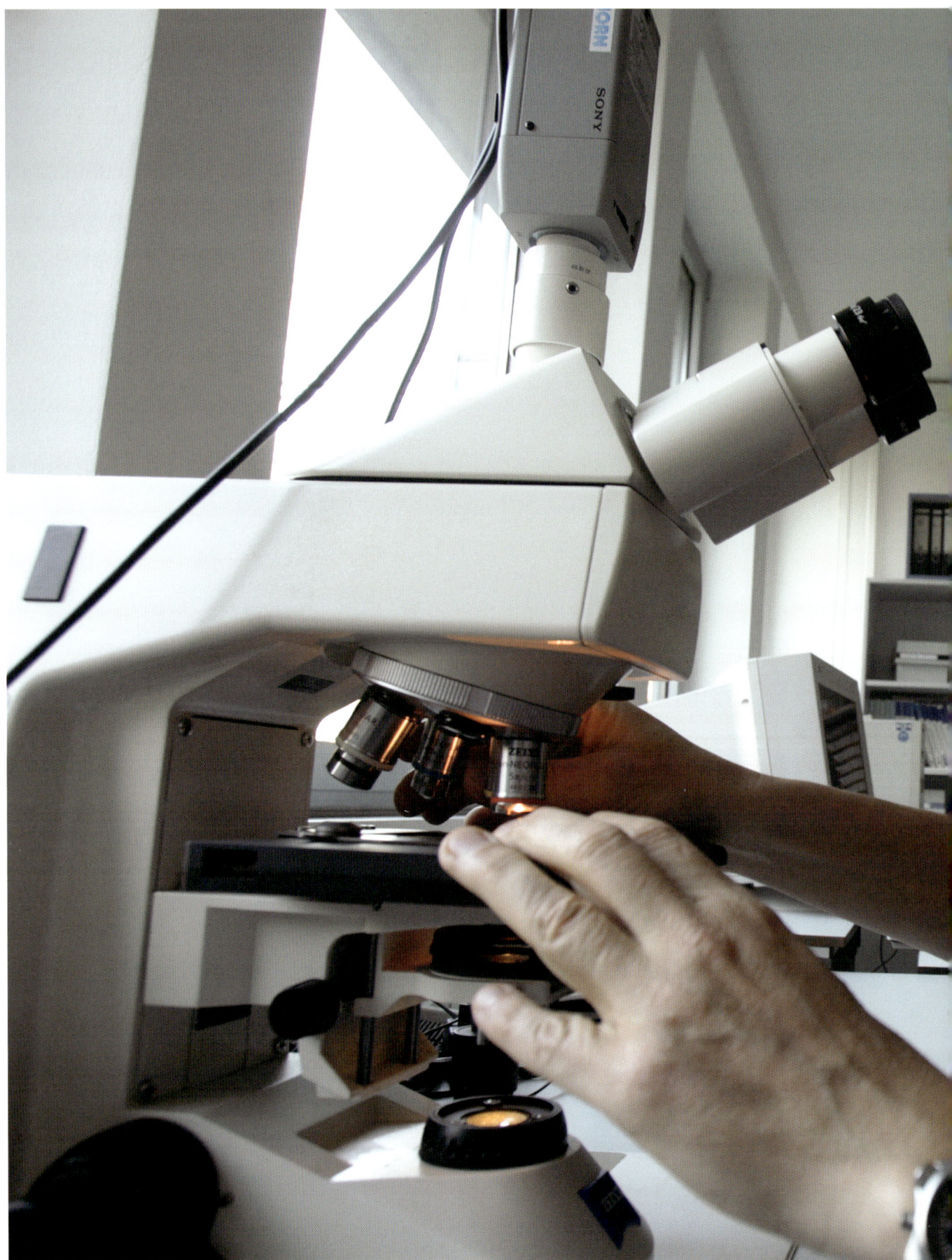

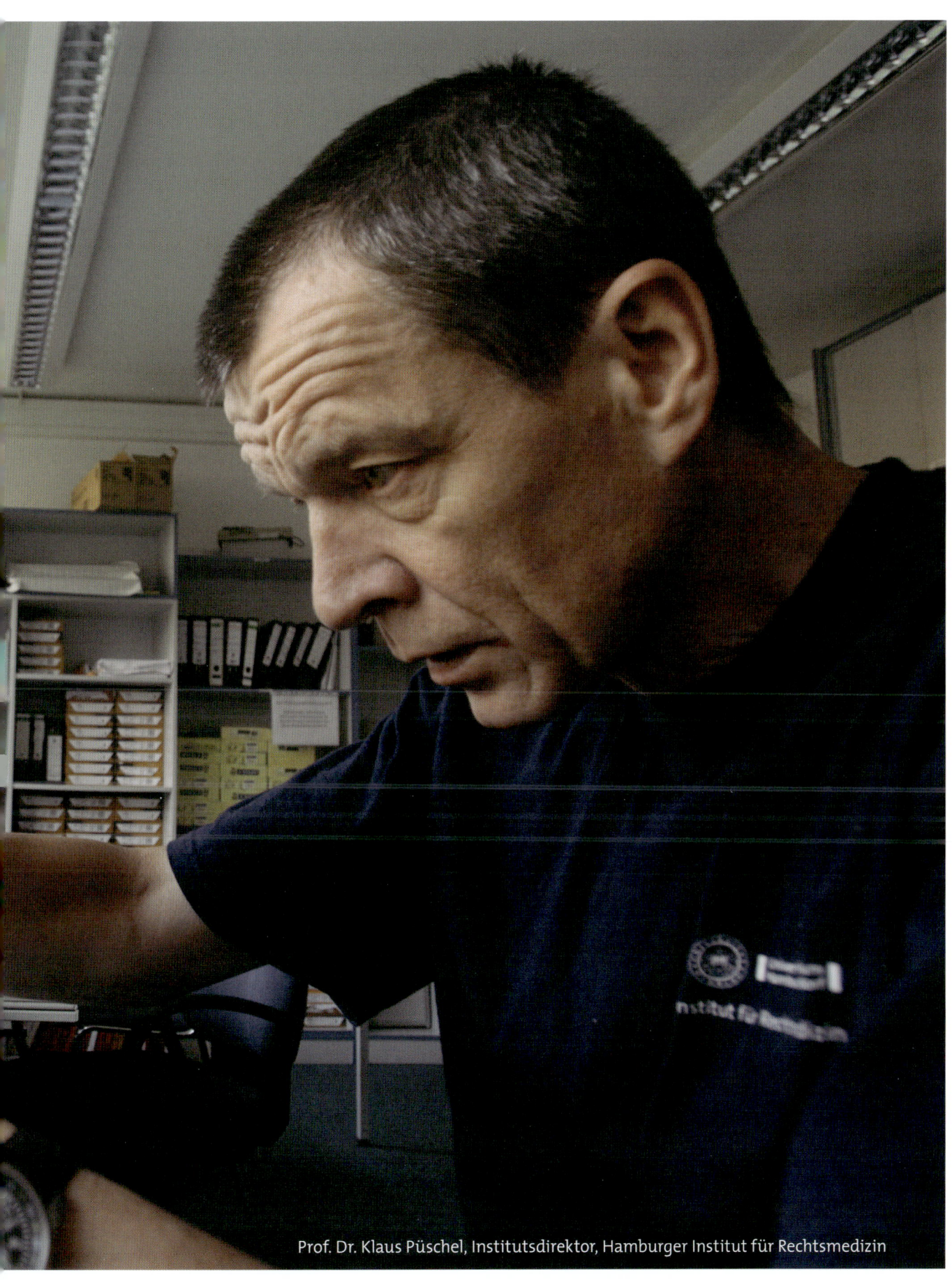
Prof. Dr. Klaus Püschel, Institutsdirektor, Hamburger Institut für Rechtsmedizin

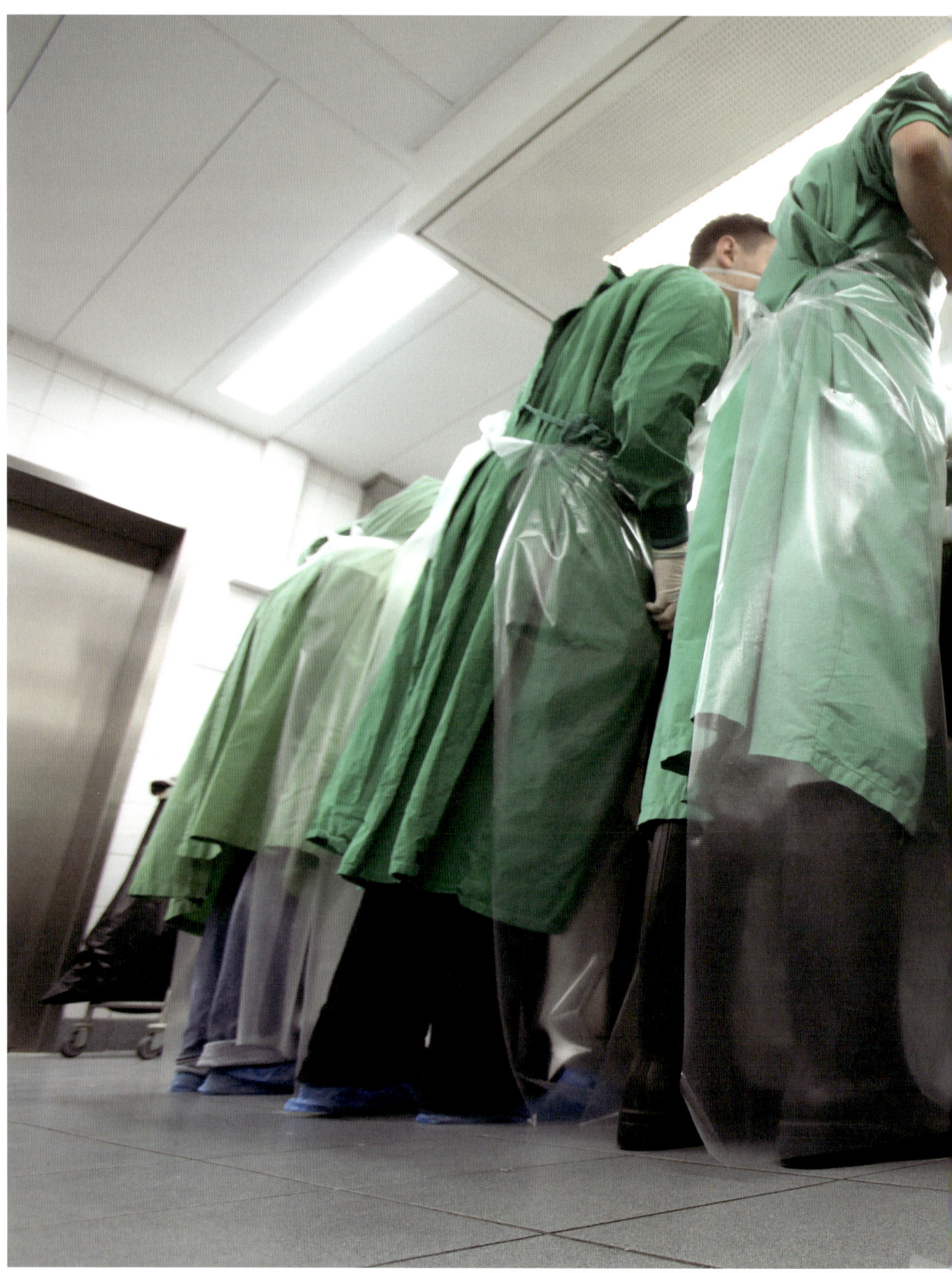

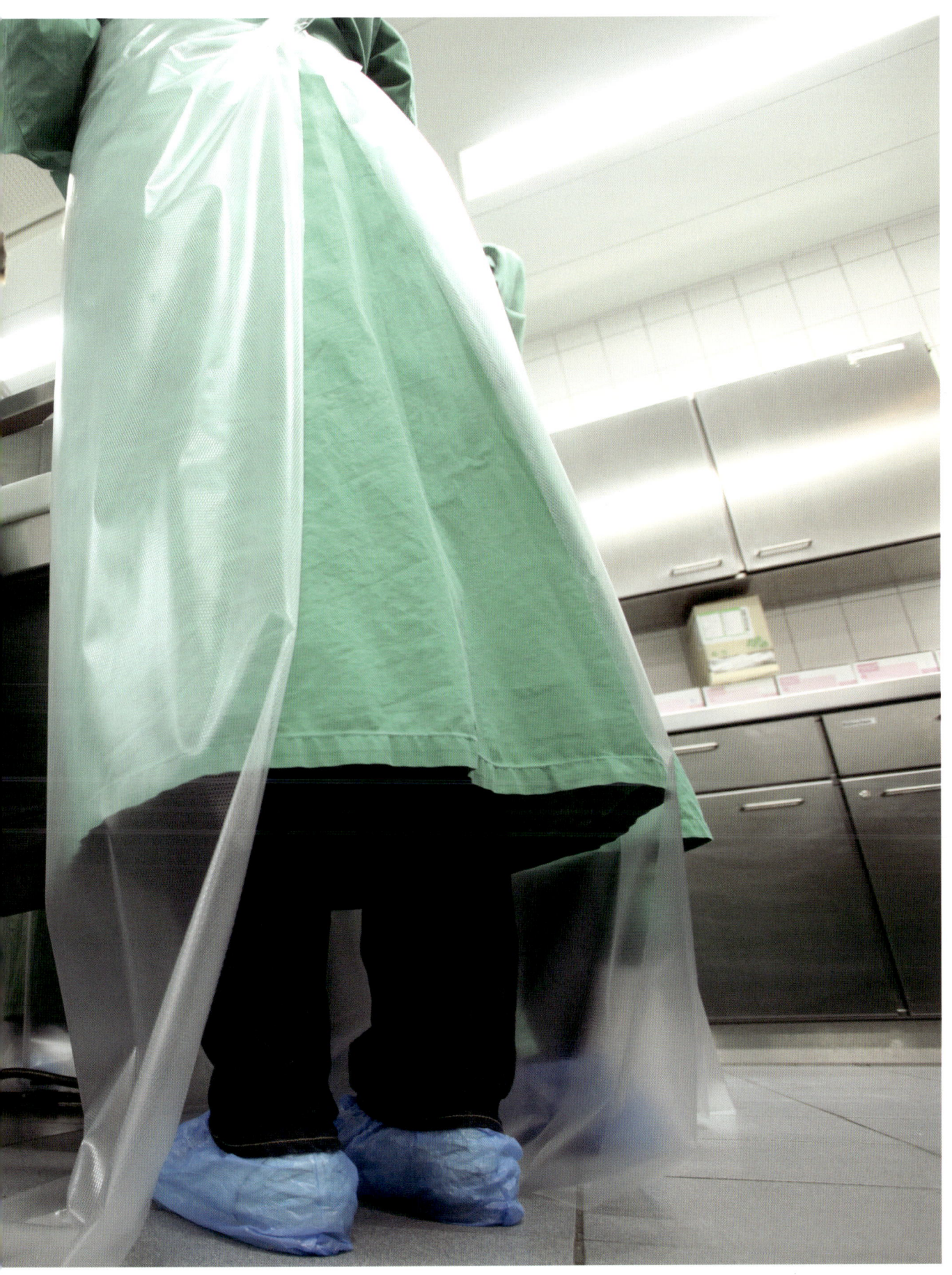

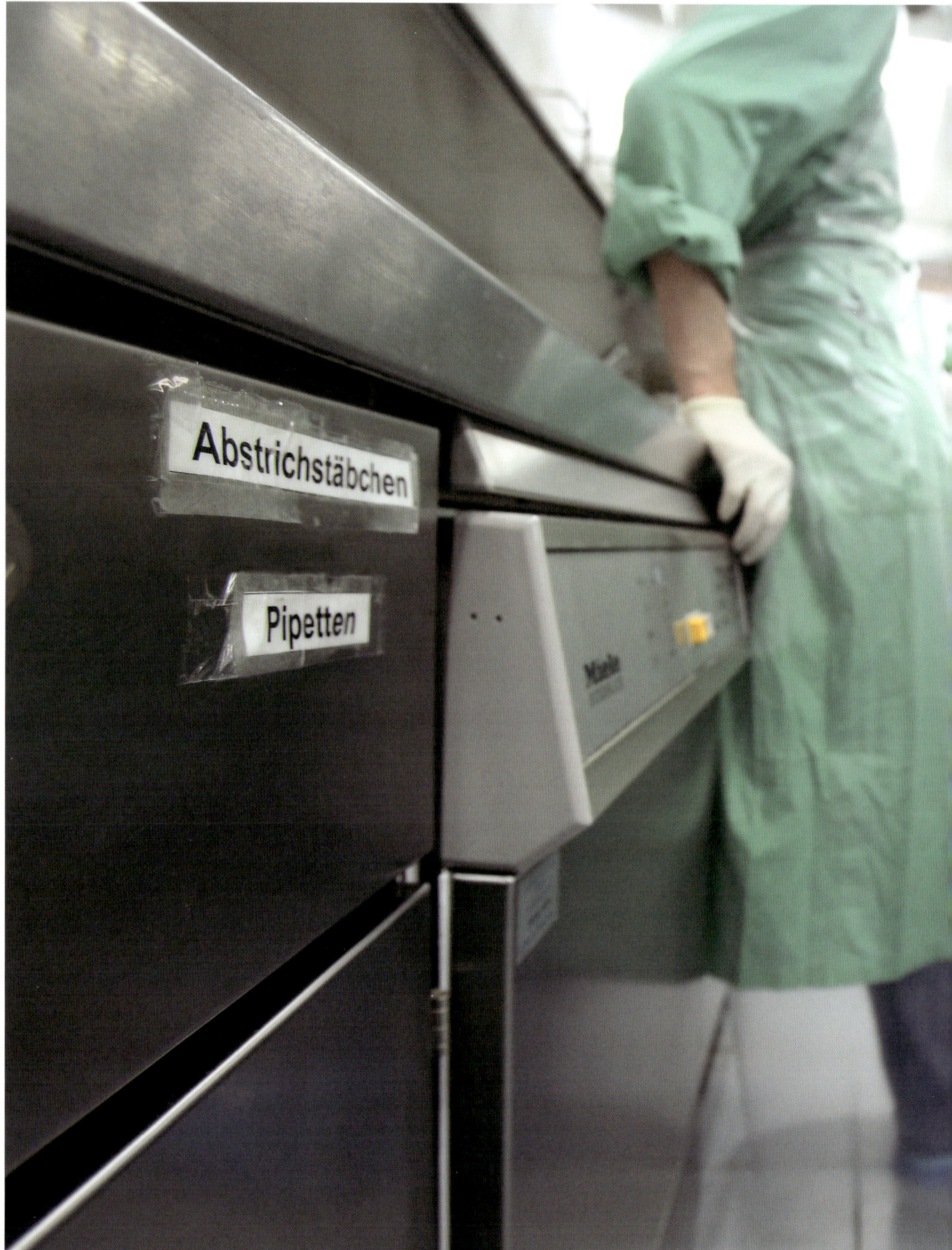

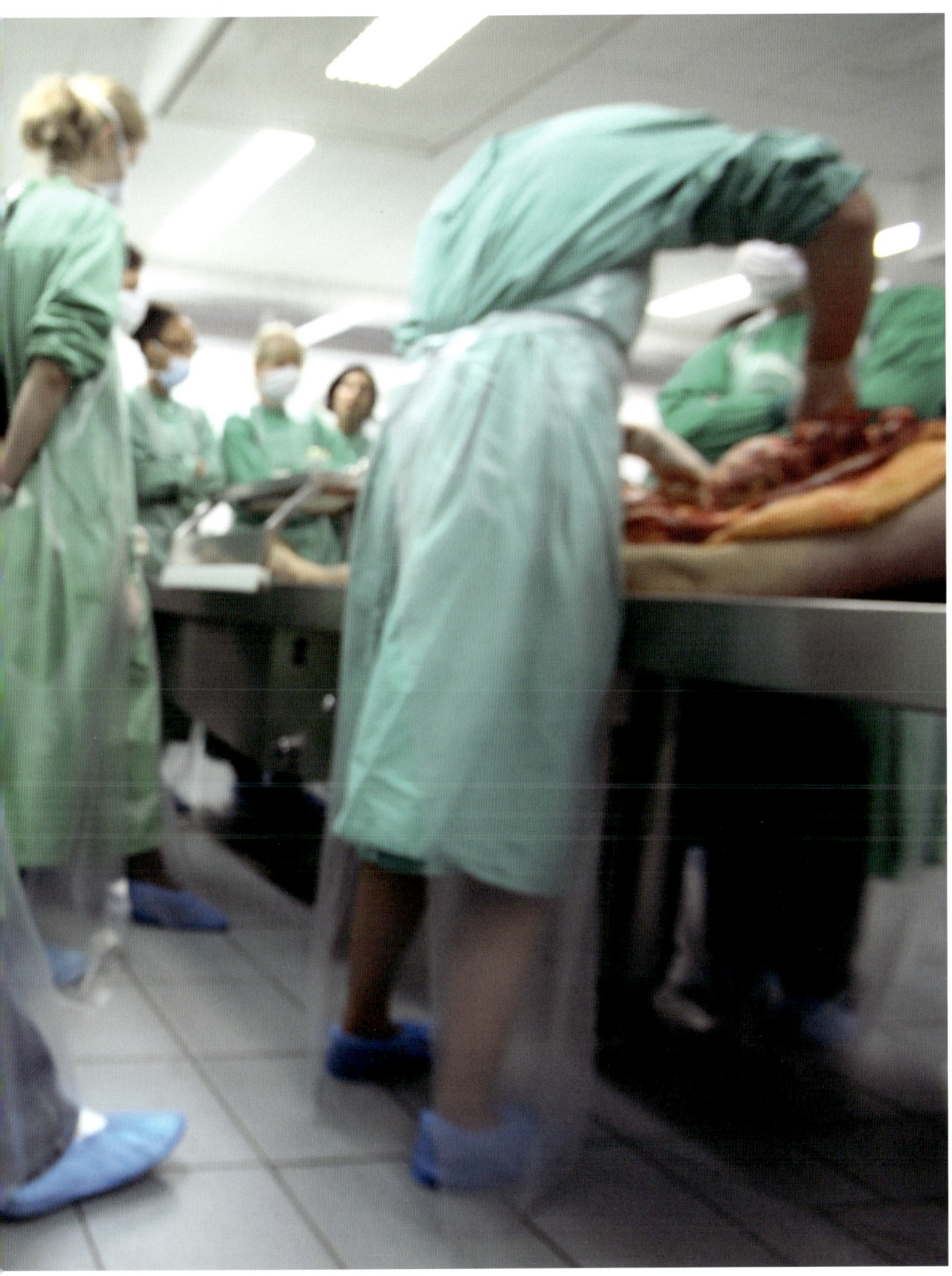

# Tödliche Kopfverletzung

**Originalauszug aus dem Obduktionsbericht einer Kopfsektion**

Die Kopfschwarte in der linksseitigen Schläfenregion, deutlich vor der hier beschriebenen Riss-Quetschwunde und unterhalb einer äußerlich nur sehr unscheinbaren, kleinen Hauteinblutung kräftig feucht-schwärzlich unterblutet in einem bis 10 cm messenden Areal. Die übrigen Kopfschwarten-verletzungen eher geringfügig unterblutet.

Im Bereich der Hautunterblutung findet sich ein Bruchsystem des Schädel-knochens. Der Knochen ist hier nur 1 mm dick.

Das Bruchzentrum liegt unterhalb der äußerlich beschriebenen Verletzung. Es handelt sich um zwei nach innen herausgesprengte, rundliche, bis 1 cm durchmessende direkt nebeneinanderliegende Knochenfragmente sowie zahlreiche kleinere Knochensplitter.
Von diesem Bruchzentrum ausgehend, laufen Bruchspaltlinien 5 cm in Richtung der Hinterhauptsregion sowie in die vordere Schädelgrube unter Beteiligung des Augenhöhlendachs.

Unterhalb dieses Bruchsystems, sich über die gesamte linke Schädelhälfte ausdehnend, eine voluminöse (etwa 250 ml messende) Blutung zwischen harter Hirnhaut und knöchernem Schädeldach (epidurale Blutung) mit Mit-tellinienverlagerung des Gehirns.
Das Gehirn geschwollen, deutlich erweicht (Hirngewicht 1 490 g).
Das Gehirn wird nicht seziert, sondern gemeinsam mit der epiduralen Blu-tung und der harten Hirnhaut im Ganzen für neuropathologische Unter-suchungen asserviert. Die Schädelbasis ist bis auf die schon beschriebenen Frakturspalten ohne Verletzungen.

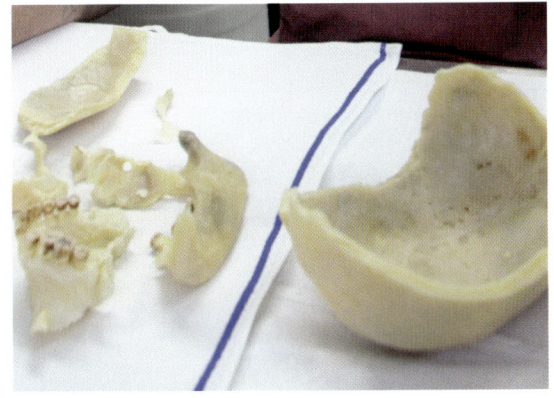

# Knochen-Puzzle

**aus Fragmenten eines zertrümmerten Schädels**

Der Schädel gehörte einer Frau, die Opfer eines Gewaltverbrechens wurde. Der Täter tötete die Frau mit mehreren Axtschlägen auf den Kopf und ins Gesicht.

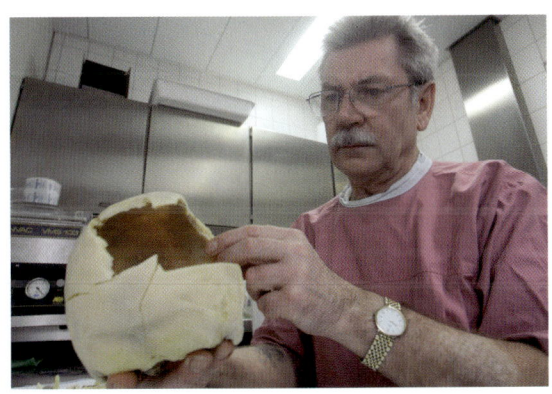

Olaf Choinowski, Sektionsassistent

Erst wenn alle Knochenstücke zusammengesetzt sind, wird das Bruchsystem sichtbar, das wichtige Hinweise für die Ermittlung liefern kann: Welche Form hatte das Tatwerkzeug? Was lässt sich anhand der Knochenrisse zur zeitlichen Abfolge der Verletzungen sagen? Schlug der Täter zuerst von hinten auf das Opfer ein? Welche der Verletzungen war tödlich?

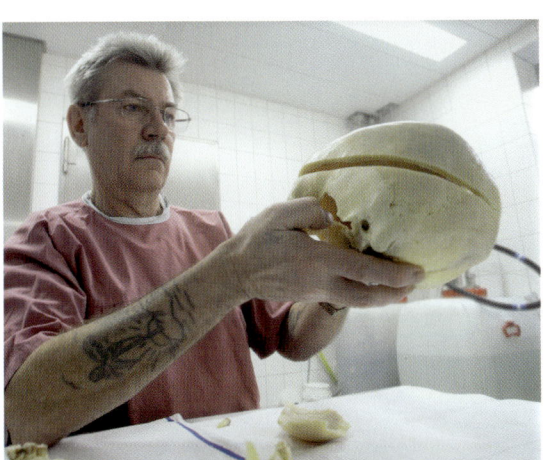

Doch bevor die Knochenstücke zusammengesetzt werden können, müssen sie mazeriert werden. Im Verlauf dieses chemischen Verfahrens werden die Knochen von allen anderen Gewebeanteilen wie Haut, Fett und Muskeln befreit. Anschließend werden die Knochenstücke in einer 5–10-prozentigen Wasserstoffperoxidlösung gebleicht.

Alles in allem nimmt allein die Vorbereitung der Knochenstücke (Mazeration und Bleichen) über vier Wochen in Anspruch.
Erst dann beginnt die Puzzlearbeit, die in diesem Fall etwa fünf Stunden dauern wird.

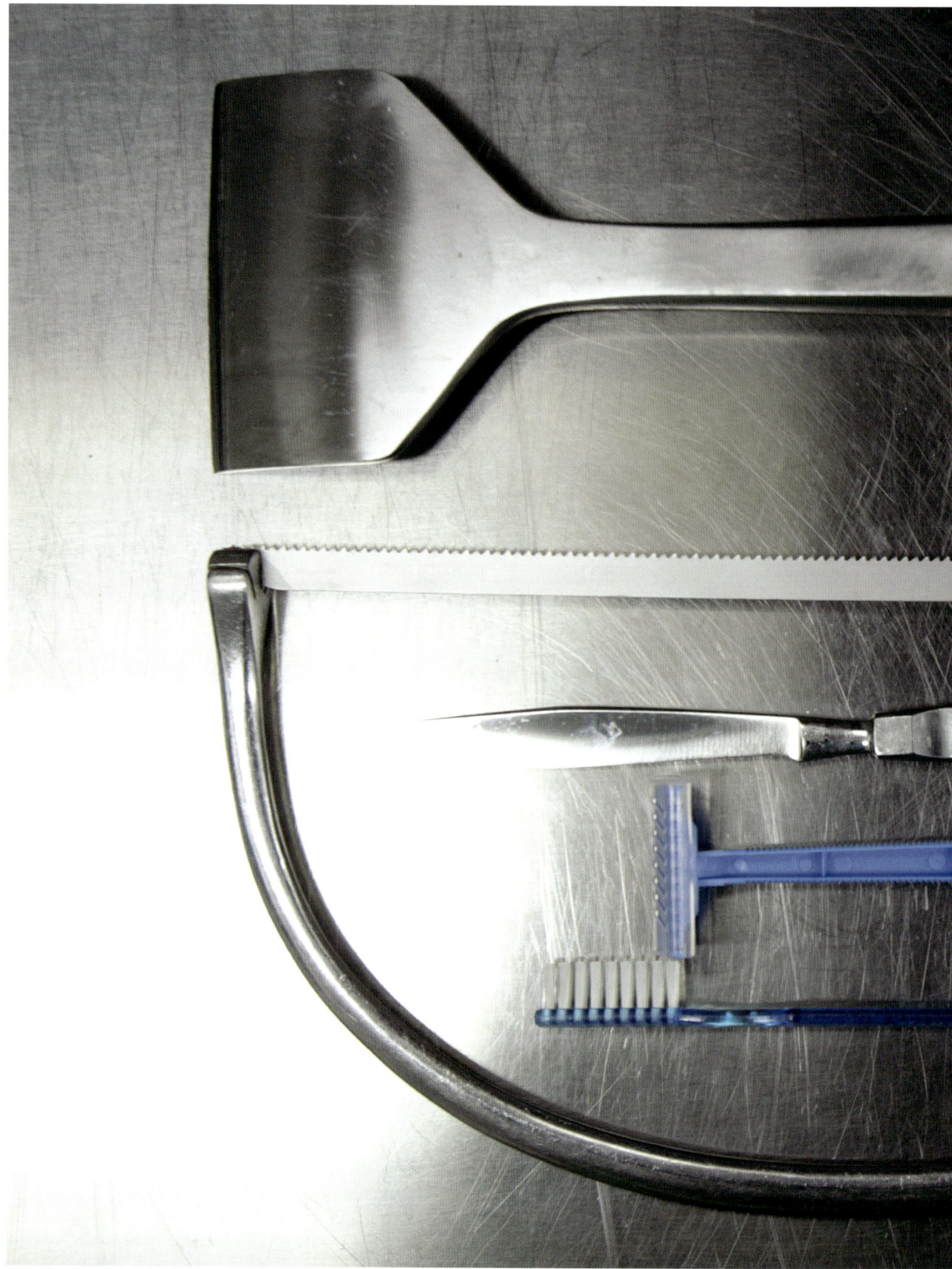

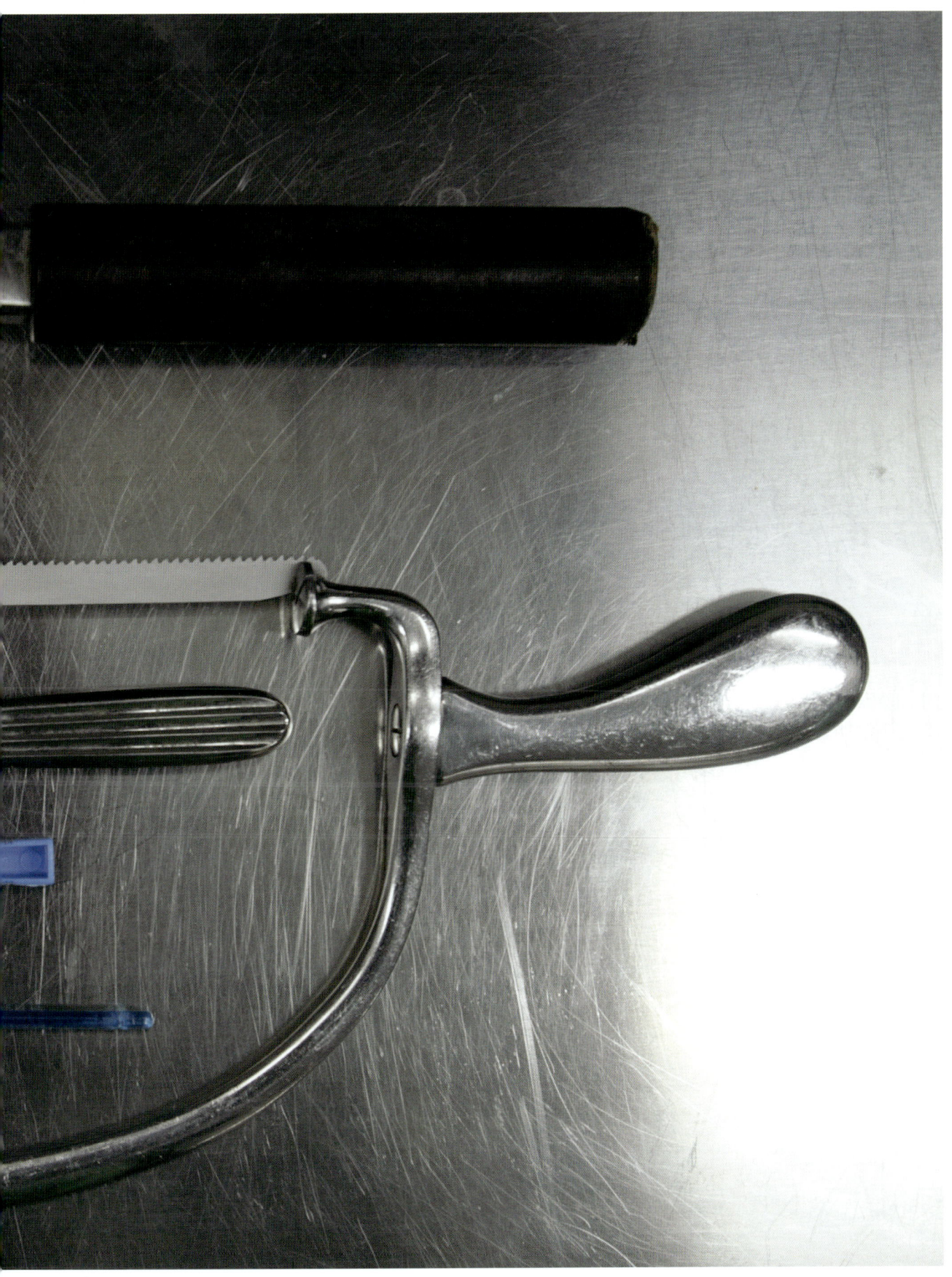

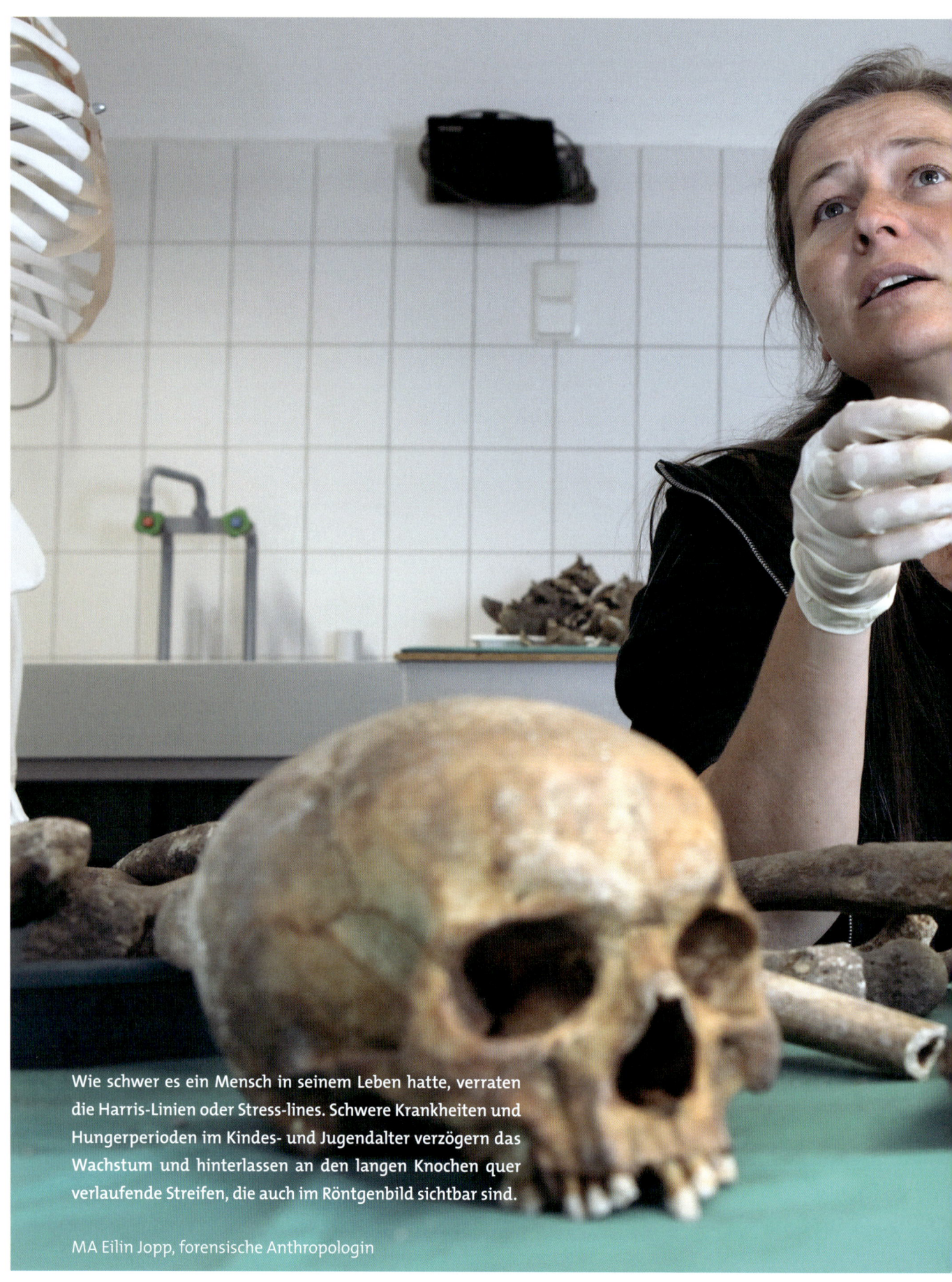

Wie schwer es ein Mensch in seinem Leben hatte, verraten die Harris-Linien oder Stress-lines. Schwere Krankheiten und Hungerperioden im Kindes- und Jugendalter verzögern das Wachstum und hinterlassen an den langen Knochen quer verlaufende Streifen, die auch im Röntgenbild sichtbar sind.

MA Eilin Jopp, forensische Anthropologin

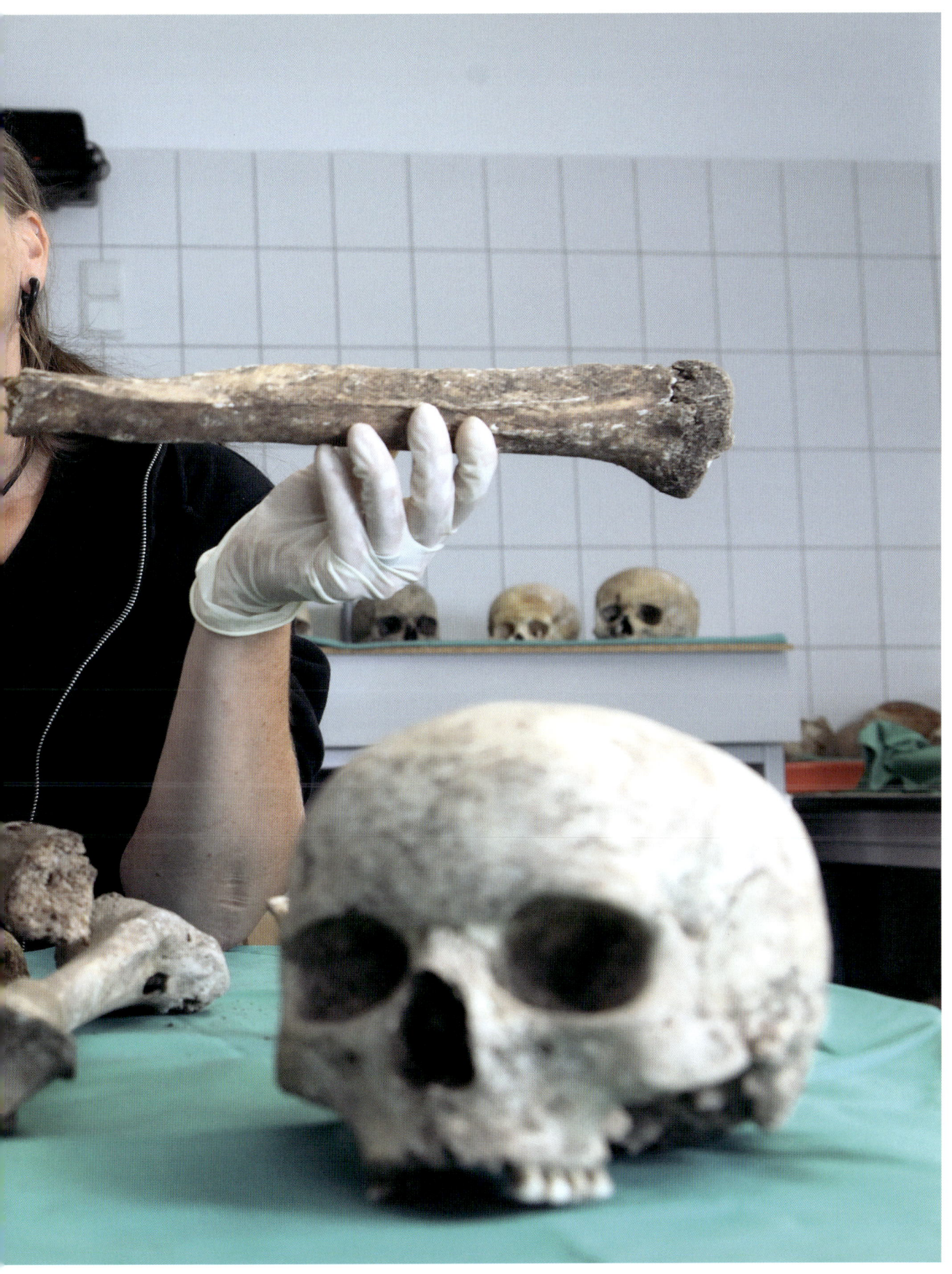

# Die Mumie aus der Elbe

Vor 189 Jahren gehörte diese Mumie, von der heute nur noch der Kopf und eine Hand erhalten sind, zur Fracht des Seglers Gottfried. Sie war für die Königlich Preußische Sammlung altägyptischer Antiquitäten in Berlin bestimmt. Doch der Segler kam nie in Berlin an, sondern sank im März 1822 in einer schweren Sturmnacht vor der Elbmündung.

Die in Kisten verpackten, zum Teil jahrtausendealten Antiquitäten, die vor Neuhaus an der Elbe angespült wurden, müssen den Anwohnern und selbst Strandräubern so unheimlich vorgekommen sein, dass der Fund freiwillig angezeigt wurde. Und da niemand Besitzansprüche geltend machte, kamen die kostbaren Antiquitäten aus Ägypten in Hamburg unter den Hammer.

*„Ich untersuche und datiere das Alter der Mumie, die heute zur Sammlung des Museums für Kunst und Gewerbe gehört.*
*Die Datierung von Mumien ist schwierig, denn das viel ältere Harz, mit dem die Binden durchtränkt sind, verändert auch die darunterliegenden Gewebe und Knochen. Diese Mumie ist ca. 2 000 Jahre alt. Der Mensch hat im ersten Jahrtausend vor Christus gelebt.*
*Bei der Beurteilung der Geschlechtszugehörigkeit geht es um den weiblichen oder männlichen Ausprägungsgrad und nicht nur schlicht um ‚männlich‘ oder „weiblich“. Dabei reicht die Skala von ‚hyperweiblich‘, ‚weiblich‘, ‚hypermännlich‘, ‚männlich‘ bis zur sogenannten indifferenten Ausprägung, bei der eine eindeutige Zuordnung nicht möglich ist. Bei dieser Mumie ist die Geschlechtszugehörigkeit eindeutig männlich.*
*Können die Fingerabdrücke einer Jahrtausende alten Mumie interessante Erkenntnisse liefern? Sicher nicht in Bezug auf einen Abgleich in Datenbanken. Doch vergleicht man Fingerabdrücke von Asiaten, Europäern und Afrikanern, fallen Unterschiede auf: Die Linien auf dem Daumen eines Europäers beschreiben eine Schleife, die afrikanische Zeichnung ist bogenförmig und die asiatische zeigt einen Wirbel. Für den Daumen der Mumienhand steht diese Untersuchung noch aus.*
*Auch lässt sich noch nach Jahrtausenden durch den Vergleich von Knochendichteuntersuchungen der Handknochen feststellen, ob jemand Rechts- oder Linkshänder war. Da die zweite Hand fehlt, bleibt der Befund bei dieser Mumie im Dunkeln ...“*

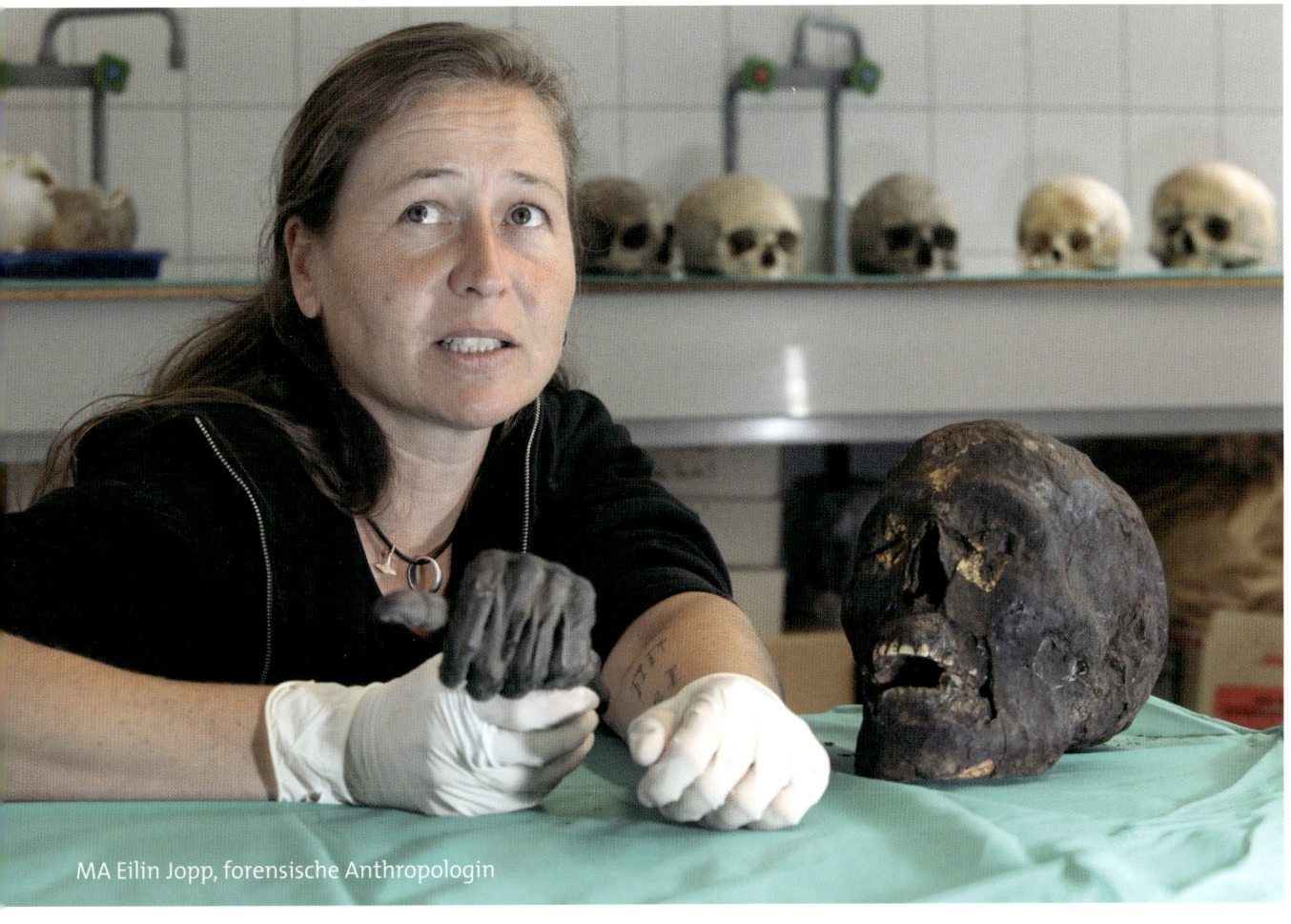

MA Eilin Jopp, forensische Anthropologin

In der amerikanischen TV-Serie Bones steht die Arbeit einer forensischen Anthropologin im Mittelpunkt. Hierzulande sind Vertreter dieses Berufs eher eine Seltenheit. Eilin Jopp ist eine von ihnen. Als Humanbiologin und Expertin für Vor- und Frühgeschichte in der Anthropologie kam sie durch einen Zufall zu ihrer heutigen Tätigkeit in der Rechtsmedizin.

*„Du interessierst dich doch für Tote, dann komm mit ... so die Werbung eines Freundes für einen rechtsmedizinischen Fachvortrag. Es wurde für mich ein Vortrag mit Folgen. Die rechtsmedizinischen Fragestellungen begeisterten mich so, dass ich der Rechtsmedizin von da an treu blieb. Heute erstelle ich für die Hamburger Rechtsmedizin Knochengutachten. Das können auch Knochen sein, die Jahrtausende alt sind, so wie das bei Moorleichen und Mumien der Fall sein kann."*

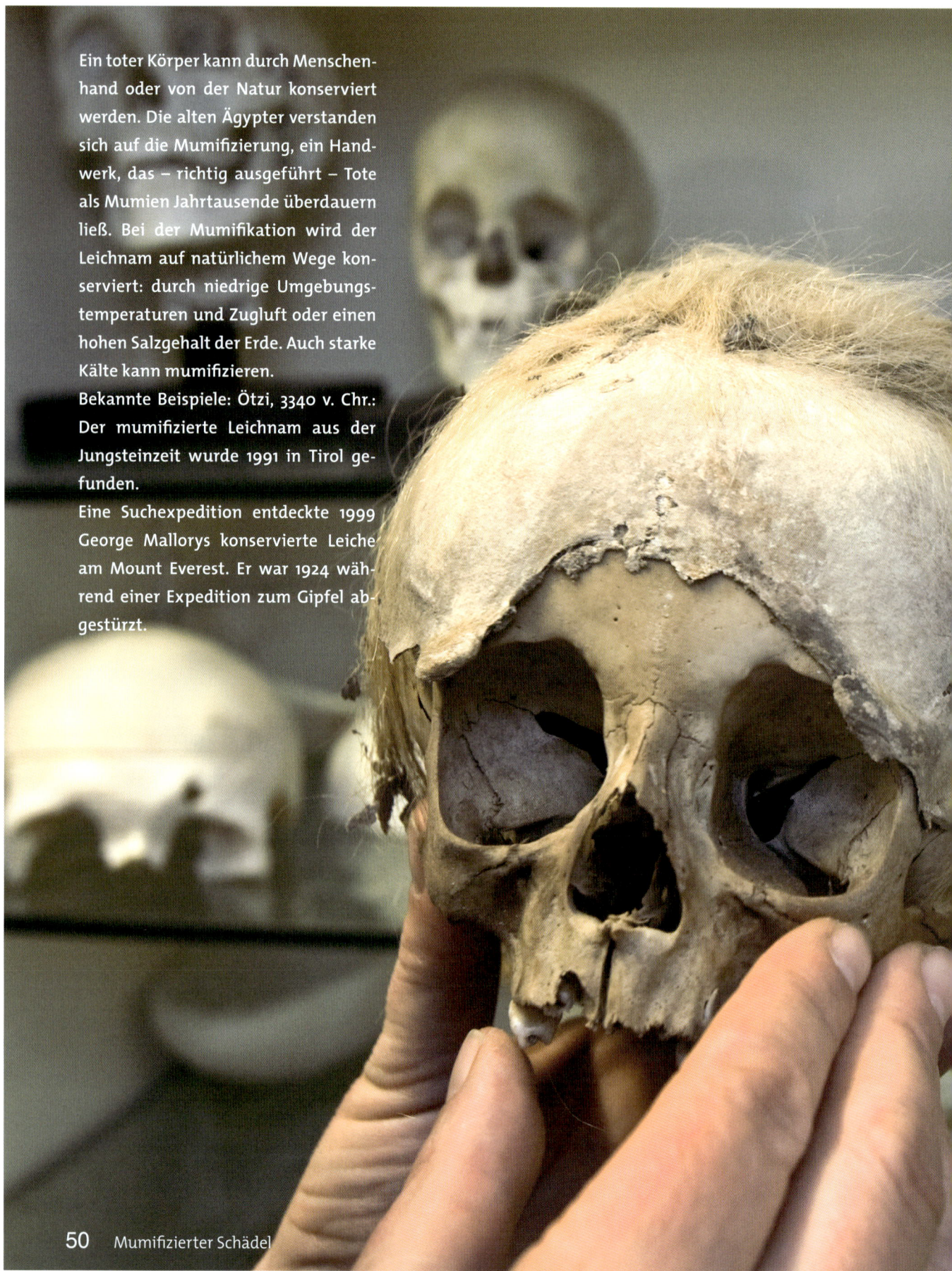

Ein toter Körper kann durch Menschen-
hand oder von der Natur konserviert
werden. Die alten Ägypter verstanden
sich auf die Mumifizierung, ein Hand-
werk, das – richtig ausgeführt – Tote
als Mumien Jahrtausende überdauern
ließ. Bei der Mumifikation wird der
Leichnam auf natürlichem Wege konserviert: durch niedrige Umgebungs-
temperaturen und Zugluft oder einen
hohen Salzgehalt der Erde. Auch starke
Kälte kann mumifizieren.

Bekannte Beispiele: Ötzi, 3340 v. Chr.:
Der mumifizierte Leichnam aus der
Jungsteinzeit wurde 1991 in Tirol ge-
funden.

Eine Suchexpedition entdeckte 1999
George Mallorys konservierte Leiche
am Mount Everest. Er war 1924 während einer Expedition zum Gipfel ab-
gestürzt.

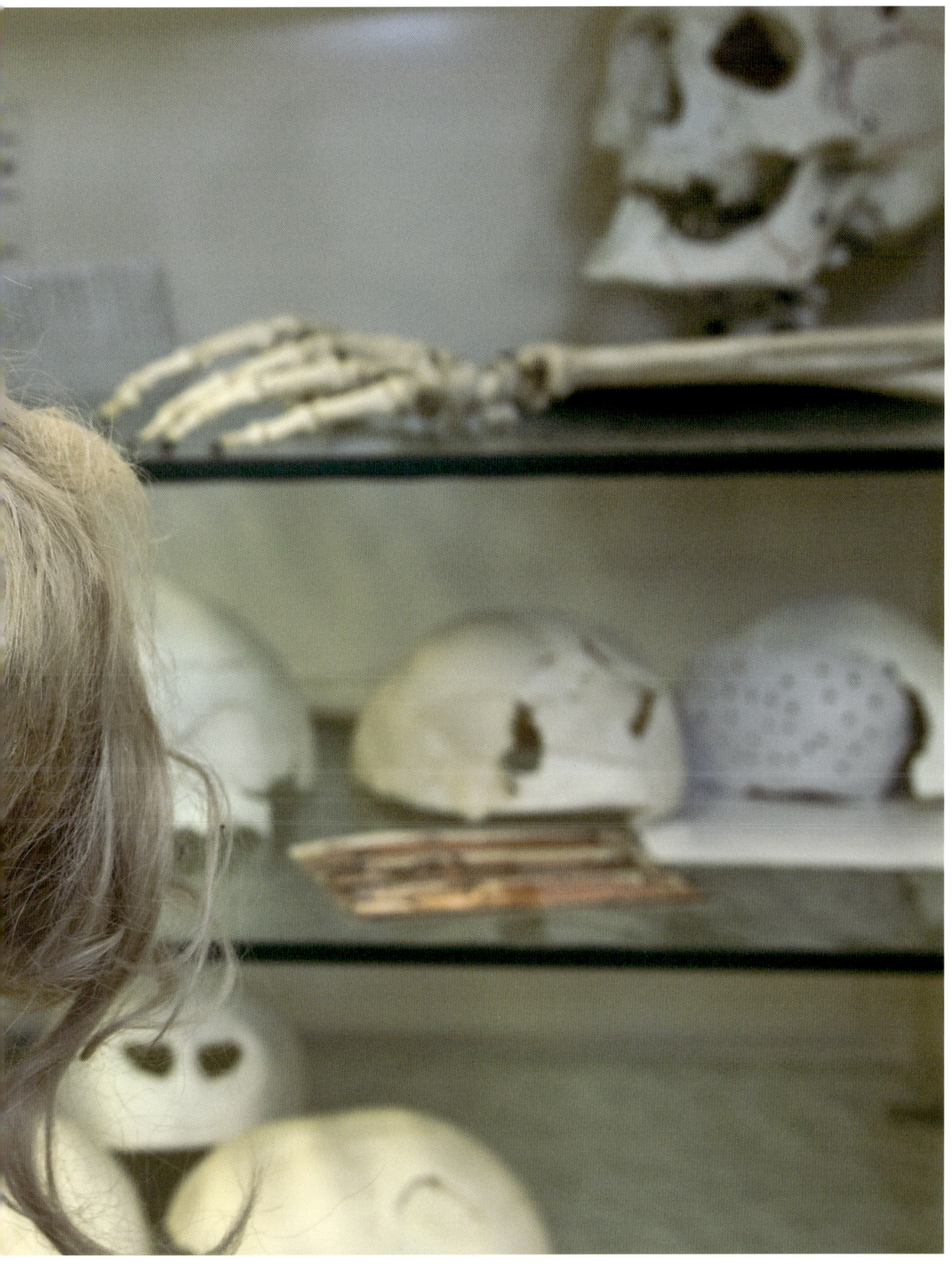

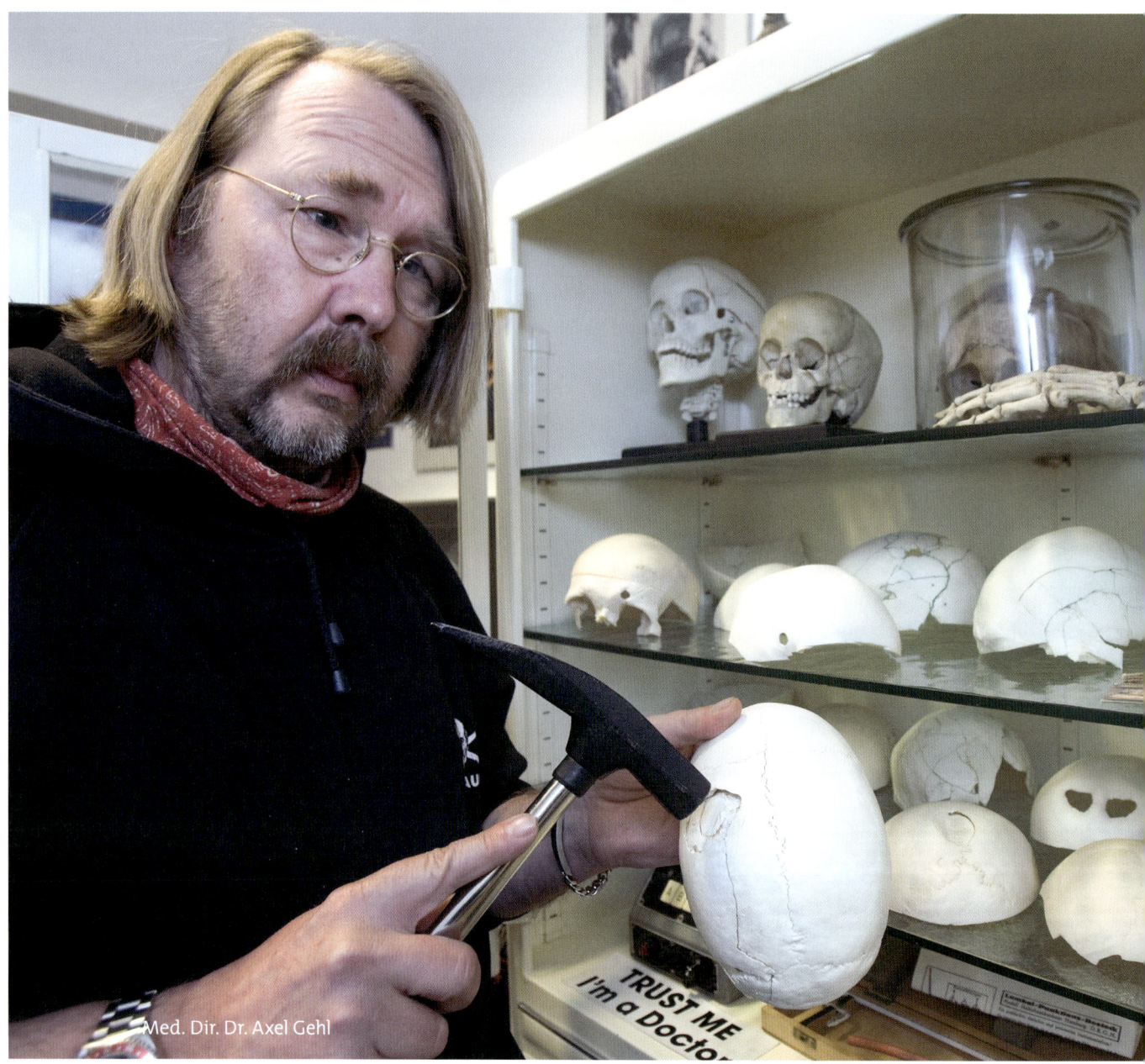
Med. Dir. Dr. Axel Gehl

### Warum ich Rechtsmediziner geworden bin?

*„Es ist nie ein erklärtes Ziel von mir gewesen. Ich hätte mir auch vorstellen können, Pastor zu werden. Daraus wurde dann aber nichts. Doch beide, der Pastor und der Rechtsmediziner, sind gefragt, wenn jemand gestorben ist.*

*Rechtsmediziner sind bemüht, alle Zweifel auszuräumen, auf das allerkleinste Detail zu schauen. Im Glauben lässt sich ein Zweifel nicht ausräumen, es sei denn, man glaubt ...“*

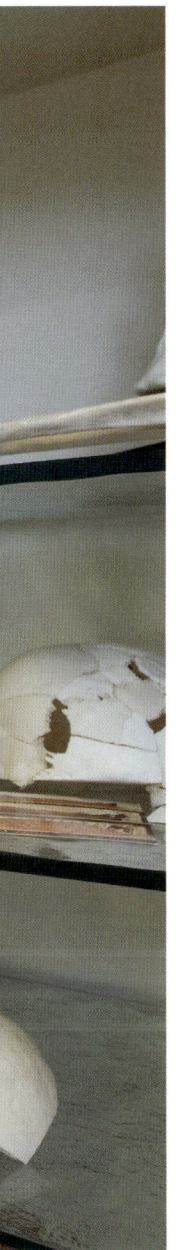

# Wer wurde wann wie getötet?

**Diese und andere Fragen stehen im Mittelpunkt der Operativen Fallanalyse, eine Methode, die unter dem Begriff *Crime Scene Analysis* in den USA entwickelt wurde.**

1999 vom BKA in Deutschland eingeführt, ist die Operative Fallanalyse heute verbindlicher Standard bei der Ermittlung spurenarmer Mord- und Gewaltdelikte. Als Teilnehmer einer Operativen Fallanalyse werden neben den ermittelnden Kriminalbeamten auch Experten aus den Bereichen der Psychologie, Rechtsmedizin und Biologie zurate gezogen. Datenbanksysteme unterstützen die Arbeit mit zusätzlichen Informationen.

Für drei Tage geht das Team mit der Analyse in Klausur, drei Tage, an denen der vermutliche Tathergang im Mittelpunkt steht. Hier wird versucht, die innere Logik des Geschehens zu erkennen, um daraus Schlüsse für die Aufklärung des Verbrechens zu ziehen. Grundlage für die Rekonstruktion sind immer die vorhandenen objektiven Spuren am Fund- bzw. Tatort und an der Leiche, auch Spuren bestimmter Handlungsweisen des Täters fließen in die Analyse ein.

So kann der Täter durch das sogenannte *Undoing* versuchen, seine Tat symbolisch ungeschehen zu machen, indem er die Hände des Opfers faltet, es reinigt oder zudeckt. Häufig ist dieses Verhalten ein Hinweis auf eine Täter-Opfer-Vorbeziehung. Der Obduktionsbefund und alle Laboranalysen fließen in die Rekonstruktion ein. Auf der Grundlage dieser Erkenntnisse werden alle erdenklichen Szenarien am Tatort durchgespielt.

*„Dabei kommen wir dem Geschehen und dem Opfer emotional sehr nahe. Das ist harter Tobak, denn wir müssen uns am Tat- oder Fundort der Leiche in das Opfer hineinversetzen, um zu ergründen, warum es sich so und nicht anders verhalten hat. Bei Blutspuren am Tat- oder Fundort interessieren uns nicht nur die Laborwerte, ebenso wichtig ist die Formanalyse der Blutspuren. Wir unterscheiden Tropf-, Abrinn-, Kontakt-, Wisch- und Schlagaderspritzspuren. Senkrecht auftreffende Bluttropfen sind meist rund, und bei schrägem Auftreffwinkel liefert der Breiten-Längen-Quotient der Blutspur Anhaltspunkte für den Aufprallwinkel und damit wichtige Hinweise für das Tatgeschehen.*

*Die Ergebnisse werden in einem Analyseprotokoll festgehalten und vor den ermittelnden Beamten und der Staatsanwaltschaft präsentiert.*

*Nicht selten höre ich dann: ‚So haben wir das noch gar nicht gesehen.' Und genau darin liegt die Stärke dieses interdisziplinär besetzten Teams, es liefert – der jeweiligen Disziplin entsprechend – verschiedene Aspekte auf den Fall und so manchen Ansatz zur Ergreifung des Täters."*

# Nach dem Tsunami

In Thailand waren Identifizierungskommissionen aus insgesamt 35 Nationen an der Arbeit beteiligt. Das deutsche Team war über Monate etwa 500 Personen stark.

All diese Einsatzhelfer mussten innerhalb kürzester Zeit rekrutiert werden, gegen bestimmte Krankheiten geimpft sein und ein Höchstmaß an Einsatzbereitschaft mitbringen.

*„Nach dem Tsunami in Südostasien, der am 25. Dezember, dem 1. Weihnachtstag 2004, mehr als 200 000 Todesopfer gefordert hat, fuhr ich, wie viele meiner Kollegen aus rechtsmedizinischen Instituten ganz Deutschlands auch, mit der Identifizierungskommission des Bundeskriminalamts nach Thailand, um die Toten zu identifizieren."*

Für die Hinterbliebenen der Opfer bedeutet die Identifizierung ein Ende der bangen Hoffnung, dass ihre Angehörigen noch am Leben sein könnten. Sie gibt ihnen aber auch die Möglichkeit, ihren Trauerprozess zu beginnen. Daher ist sie eine sehr wichtige Aufgabe der Rechtsmedizin. Der Einsatz nach einer Massenkatastrophe wie dem Tsunami beinhaltet ein ungeheures Maß an Planung, Vorbereitung und Koordination. So herrscht zunächst fast immer ein absolutes Chaos im Katastrophengebiet. Die Zahl der Toten ist anfangs häufig gar nicht bekannt – so stieg die Zahl der bekannten Todesopfer nach dem Tsunami von einigen Hundert Menschen in den folgenden Tagen auf über 200 000 an.

*„Das betroffene Gebiet war vollkommen zerstört; es gab keine Infrastruktur mehr, die Leichen mussten geborgen werden, die Arbeit fand zwischen Trümmern statt. Es herrschte eine unglaubliche Hitze – wir haben an manchen Tagen bei über 50 °C gearbeitet.*
*Die Sicherheit der Einsatzkräfte war darüber hinaus durch Infektionen, provisorische Elektrizität, fehlende sanitäre Einrichtungen, Trümmer mit giftigen Ausschwitzungen wie z. B. Asbest, Röntgenstrahlung am Arbeitsplatz, den teilweise chaotischen Straßenverkehr und nicht zuletzt dort heimische Tiere wie etwa Skorpione potenziell gefährdet. Vor Ort musste man sich wegen der Sprachbarrieren teilweise mit Händen und Füßen verständigen.*
*Neben der eigentlichen Identifizierungsarbeit musste für die Angehörigen gesorgt und der Informationsaustausch mit den Medien organisiert werden – schließlich war es wichtig, dass auch die Menschen in Deutschland über den Stand unserer Arbeit auf dem Laufenden waren.*

Die eigentliche Identifizierungsarbeit bestand vor Ort in der Untersuchung und Dokumentation aller identifizierenden Merkmale an der Leiche durch Polizeibeamte, Zahnmediziner und eben uns Rechtsmediziner: Bekleidung, Wertgegenstände, Fingerabdrücke, Zahnstatus, DNA („genetischer Fingerabdruck") und medizinische Merkmale wie Prothesen, Schrittmacher, Narben sowie äußere Merkmale, z. B. Tätowierungen. Gleichzeitig sammelten Polizeibeamte in Deutschland dieselben Informationen von den Vermissten – medizinische Daten von den Haus- und Zahnärzten, Fingerabdrücke an Gläsern und Haustüren, Fotos, DNA aus Zahnbürsten und Rasierapparaten und viele mehr."

All diese Daten werden in einen Computer eingespeist und per Software mit vielen Tausend Datensätzen verglichen, bis eine Übereinstimmung gefunden wird – so kann eine vermisste Person schließlich einem Toten zugeordnet und damit identifiziert werden.

„Erstaunlich war, dass all das trotz der unendlichen Schwierigkeiten funktioniert hat. Der Einsatz war eine der prägendsten Erfahrungen meines Lebens. Noch immer vermisse ich die Menschen, mit denen ich dort gearbeitet habe, und ich werde ihnen immer auf eine ganz besondere Weise verbunden bleiben. Trotz einiger Strapazen – psychisch und körperlich – würde ich keine Minute zögern, wenn ich wieder an einem solchen Einsatz teilnehmen könnte."

Identifizierungskommission

Die Eindrücke und Erfahrungen, die die 1972 nach Teneriffa zur Identifizierung der Opfer des Flugzeugabsturzes in Santa-Cruz entsandten Beamten sammelten, führten zur Aufstellung einer Identifizierungskommission (IDKO) beim Bundeskriminalamt als Zentralstelle der Kriminalpolizei der Bundesrepublik Deutschland.

Seither hat die IDKO insgesamt 36 Einsätze im In- und Ausland durchgeführt, von denen 19 im Zusammenhang mit Unglücken in der Luftfahrt standen. Insgesamt hat die IDKO bislang 2 023 Opfer untersucht, von denen 1 935 zweifelsfrei identifiziert wurden.

Bundeskriminalamt

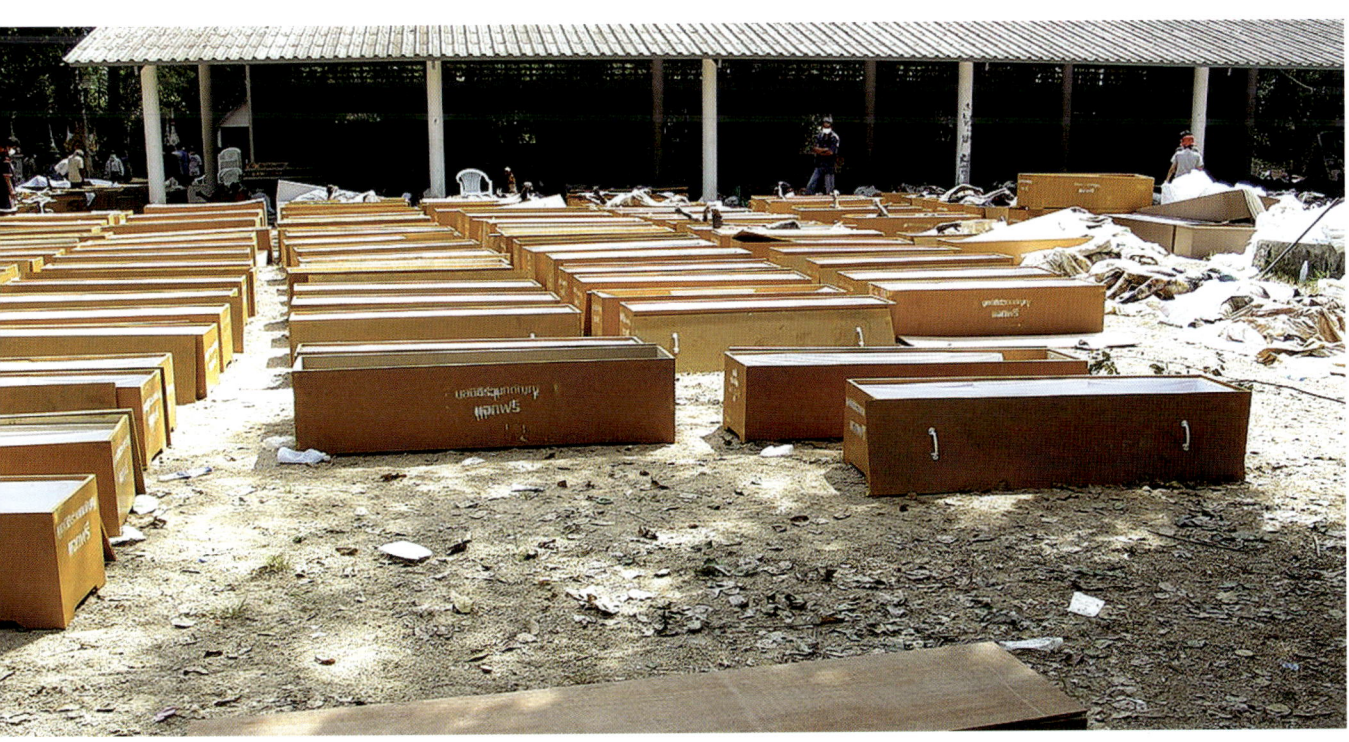

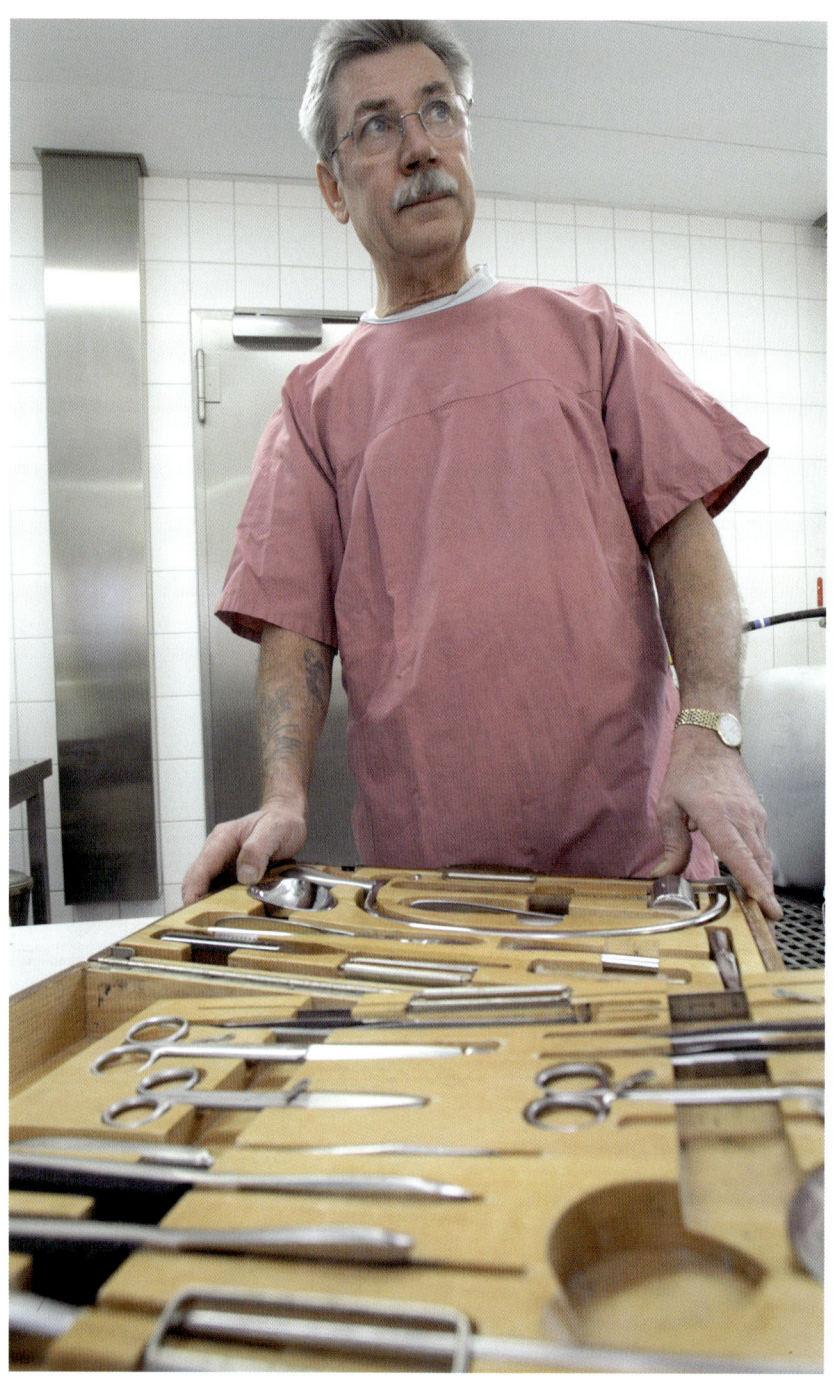

Olaf Choinowski, Sektionsassistent

# Wir untersuchten die Leichen nach Folterspuren und Einschusslöchern

**Als Stätte für diese Untersuchungen diente der ehemalige Speiseraum einer Plastikfabrik. Der THW hatte diesen Speiseraum umgebaut und mit zwei Obduktionstischen ausgestattet.**
**Die Bundeswehr stellte ein Röntgengerät bereit, denn jede Leiche musste geröntgt werden, da die Verwesung meist sehr weit fortgeschritten war.**

*„1999 war ich vier Monate nach dem Krieg für fünf Wochen im Kosovo. Zu den Vorbereitungen für diesen Einsatz gehörte ein einwöchiger Crashkurs, der vom BKA in Wiesbaden angeboten wurde. Dabei waren Fahrten in vermintem Gelände, Schießübungen und technisches Know-how ebenso wichtige Themen wie Mentalität und Kultur der Menschen im Kosovo.*

*Dann wurden wir vom Militärflughafen Köln/Bonn in den Kosovo geflogen. Vor Ort wurden wir mit Maschinenpistolen ausgerüstet, die zu unserer Sicherheit stets mit scharfer Munition geladen im Auto lagen. Auch hatten wir immer Iridiumhandys dabei, um im schlimmsten Fall – etwa, wenn wir in vermintem Gelände feststeckten – Hilfe anfordern zu können. Iridiumhandys sind spezielle, für den Militäreinsatz bestimmte Mobiltelefone, riesengroße Geräte, deren nicht unkomplizierte Bedienung Teil des einwöchigen Crashkurses war.*

*Es war Hochsommer. Unter Extrembedingungen, einer Hitze von 40 °C im Schatten und mehr, haben wir zwölf Stunden am Tag gearbeitet, dabei musste alles improvisiert werden.*

*Sehr viel Gestank, verweste Leichen.*

*Die Massaker waren im März. Da war es kalt. Die dicke Winterkleidung, die die Opfer trugen, half uns bei ihrer Identifizierung. Wir untersuchten die Leichen nach Verletzungen, Folterspuren und Einschusslöchern.*
*Ich hätte nach den fünf Wochen psychologische Betreuung in Anspruch nehmen können. Die Leute von der Bundeswehr und dem BKA haben das Angebot angenommen, ich nicht, weil ich schon so lange in diesem Job arbeite und verweste Leichen für mich kein Neuland sind ...“*

Die Chefanklägerin des Internationalen Strafgerichtshofs für das ehemalige Jugoslawien in Den Haag (IStGHJ), Louise Arbour, hat die Regierung der Bundesrepublik Deutschland um Unterstützung bei den Ermittlungen wegen Kriegsverbrechen im Kosovo ersucht.

Das Bundeskabinett und die Konferenz der Innenminister/-senatoren des Bundes und der Länder haben diesem Ersuchen entsprochen und die Entsendung eines deutschen Ermittlungskontingents aus Polizeibeamten des BKA und der Länderpolizeien beschlossen. Zur Vorbereitung des Einsatzes hat sich in der Zeit vom 29. Juni 1999 bis 04. Juli 1999 ein Vorauskommando des BKA im Kosovo aufgehalten.

Am 22. Juli 1999 wird ein erstes Ermittlungsteam, bestehend aus einer Beamtin und neun Beamten des BKA, einem Beamten aus Rheinland-Pfalz sowie zwei Rechtsmedizinern und einem Sektionsgehilfen aus Münster, Berlin und Hamburg in die Provinz Kosovo entsandt.

19. Juli 1999, Pressestelle des BKA

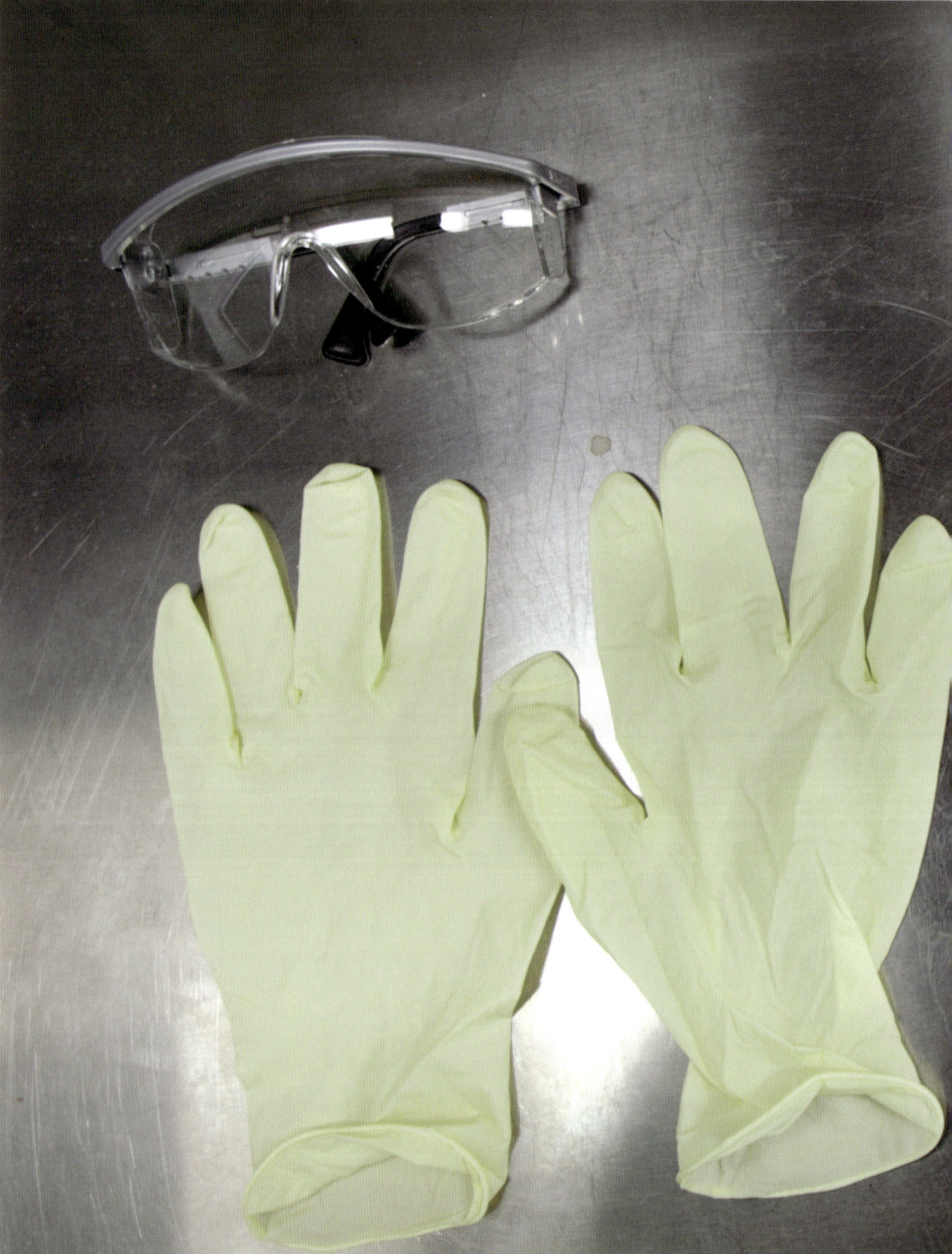

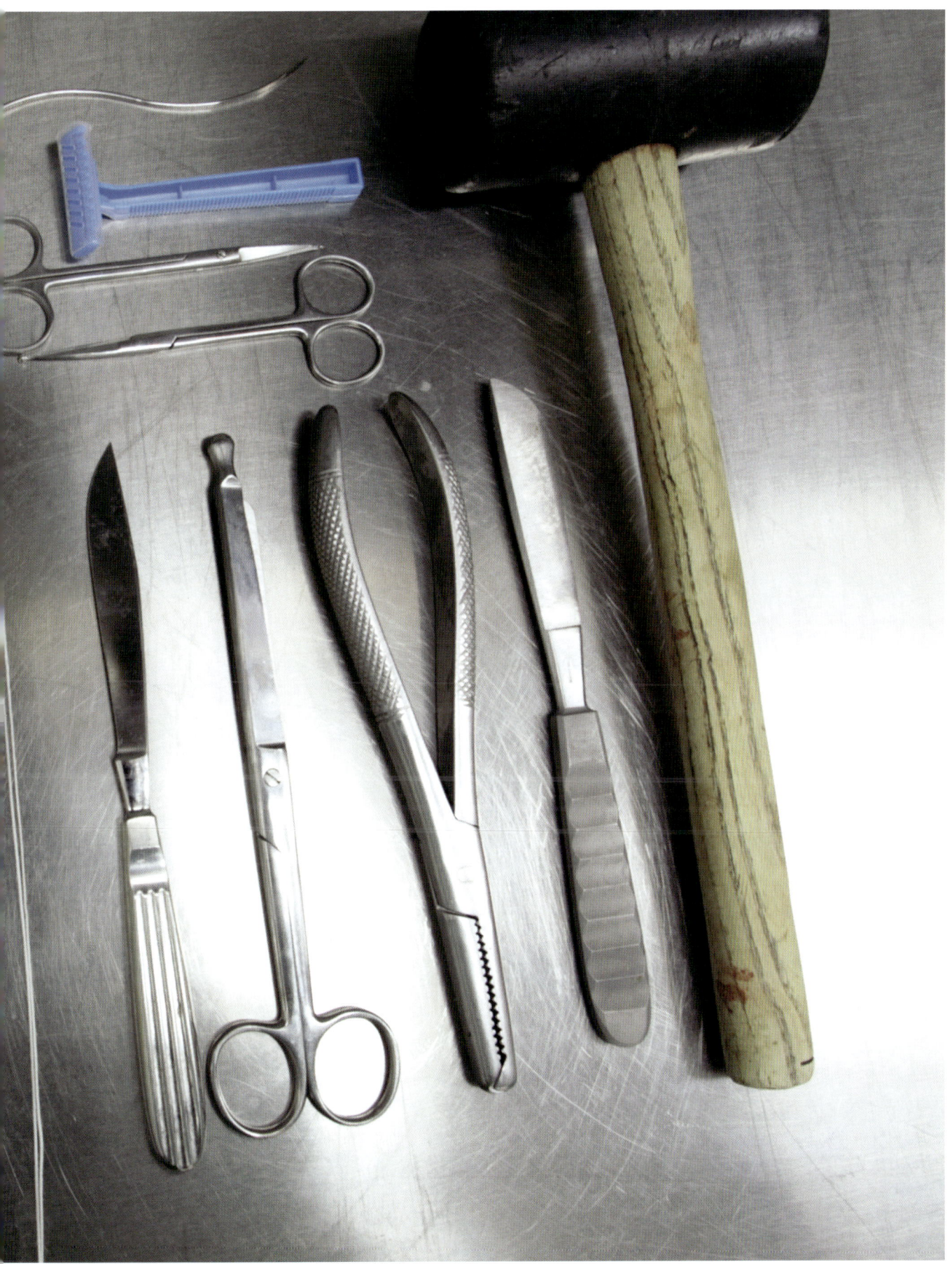

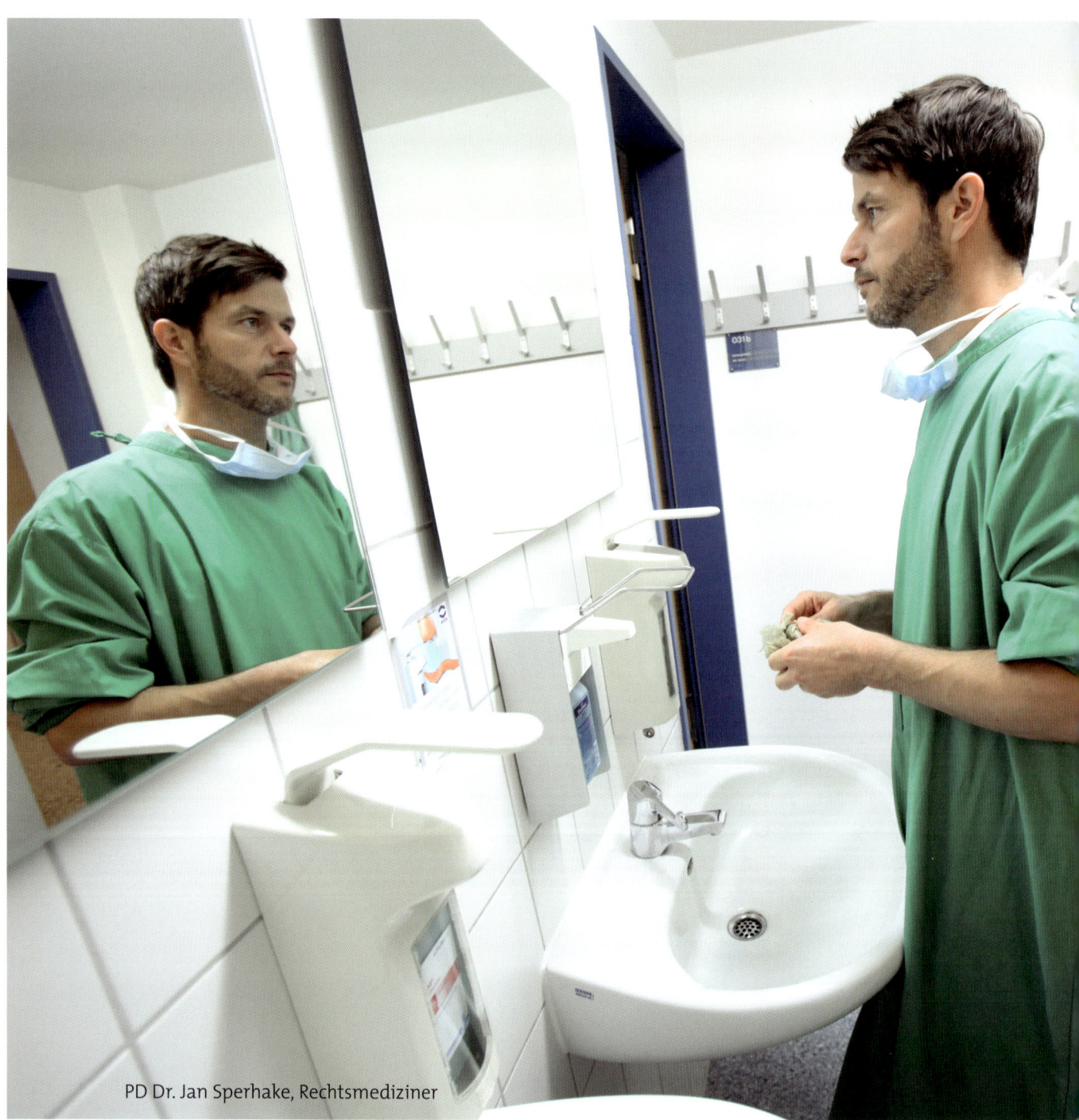

PD Dr. Jan Sperhake, Rechtsmediziner

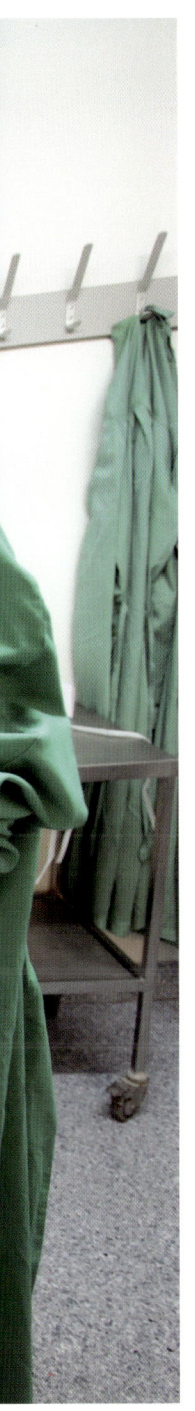

# Distanz ist wichtig, sonst steht man das nicht durch!

**Es kommt vor, dass jemand nach einem halben Jahr sagt: „Ich schaffe das nicht."**

Als Rechtsmediziner muss man abstrahieren können, den Menschen, der auf dem Sektionstisch liegt, ausblenden und als Untersuchungsgegenstand betrachten. Professionelle Distanz während der Sektion ist wichtig, sonst steht man das nicht durch. Berufliches und Privates zu trennen ist ein Balanceakt, der nicht immer leicht zu meistern ist. Belastende Fälle können einen über das berufliche Interesse hinaus verfolgen.

*„Bei Verdacht auf Kindesmisshandlung untersuchen wir das verletzte Kind und haben dabei nicht nur das Verletzungsmuster im Blick, sondern auch die Geschichte, die von den Eltern als Erklärung gegeben wird. Fachfremde Ärzte haben da einen ganz anderen Blickwinkel und können oder wollen Eltern nicht zutrauen, dass sie selbst für die Verletzungen an dem Kind verantwortlich sein könnten.*

*Rechtsmedizin ist in vielen Fällen eine Vermittlung von medizinischen Befunden und Gegebenheiten für die Belange der Strafverfolgung. So kommt es vor, dass wir von der Polizei ins Krankenhaus gerufen werden, wenn jemand aus dem Fenster gesprungen ist und der Verdacht besteht, dass er gestoßen wurde.*
*Ein weiteres Beispiel für unsere vermittelnde Rolle ist im Transplantationsgesetz festgeschrieben: Es sieht vor, dass wir bei den Aufklärungsgesprächen, die bei Lebendspenden notwendig sind, dabei sind. Wenn jemand einen Teil seiner Leber oder eine Niere spenden will, handelt es sich ja um einen Eingriff bei einem gesunden Menschen; umso höher sind die Anforderungen an eine Aufklärung des Organspenders.*
*Diese Mittlerposition, die wir auch als Gutachter vor Gericht innehaben, wenn wir medizinische Fakten unter rechtsmedizinischem Aspekt für Juristen übersetzen, ist etwas, das viele nicht mit der Rechtsmedizin assoziieren."*

# Natürlicher Tod?

**Experten schätzen, dass rund 50 % aller Totenscheine falsch ausgestellt sind.**

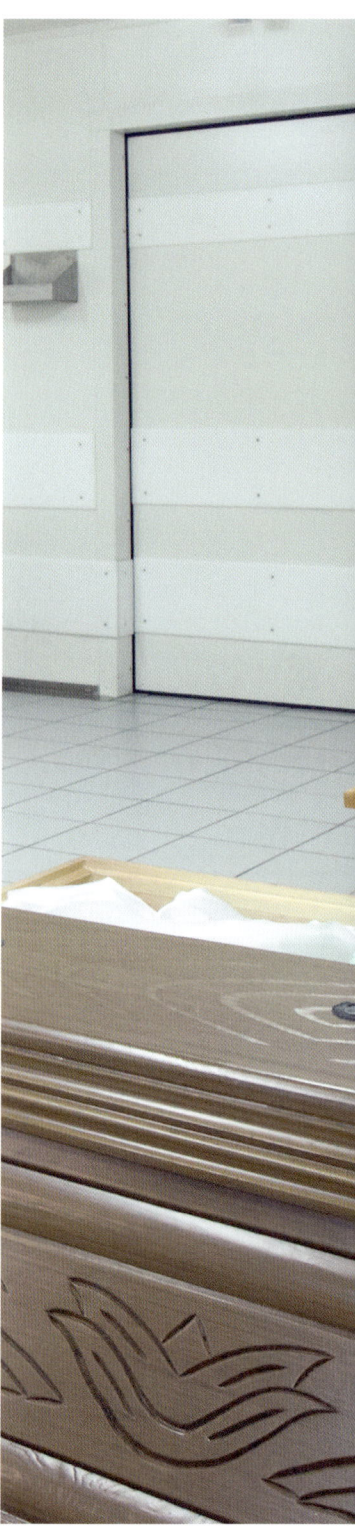

Aus den Krimis ist das Prozedere bekannt: Kriminalkommissar und Rechtsmediziner treffen sich am Tatort, das Mordopfer wird nach der Spurensicherung in die Rechtsmedizin überführt und dort nach staatsanwaltschaftlicher Anordnung obduziert.

Doch es kann vorkommen, dass ein Mord gar nicht erst bemerkt wird und Haus- oder Notarzt dem Toten eine „natürliche Todesart" bescheinigen. Im Falle einer Erdbestattung sind damit die Weichen nicht endgültig gestellt, denn die Leiche kann auch im Falle eines späteren Verdachts exhumiert werden.

Anders bei einer Feuerbestattung: Bei einer Einäscherung entstehen Temperaturen zwischen 800 °C und 1 300 °C. Jegliche Spuren, die auf einen nicht natürlichen Tod hinweisen könnten, werden für immer vernichtet. Auch die zurückbleibende demineralisierte Asche lässt sich nicht mehr analysieren.

Daher ist in allen Bundesländern, außer in Bayern, vor Feuer- und Seebestattungen eine zweite Leichenschau vorgeschrieben, bei der die Angaben auf dem Totenschein mit den Befunden der zweiten Leichenschau verglichen werden.

Es kommt vor, dass Ärzte eine „natürliche Todesart" vermerken und Würgemale, kleine Einschüsse, nicht erklärbare Injektionsstellen oder gar Messerstiche im Rücken der Leiche übersehen. Auch Behandlungsfehler und Dekubitusfälle infolge schlechter Pflege kommen bei der zweiten Leichenschau ans Tageslicht.

*„Bei fünf bis zehn Prozent der Verstorbenen erwirken wir einen Stopp der Einäscherung. Etwa die Hälfte der Einwände lässt sich durch Nachfragen bei den behandelnden Ärzten klären. Die andere Hälfte geht an die Polizei. Insofern holen wir die Anzeige des nicht natürlichen Todesfalles nach, die eigentlich schon der erste Leichenschauer hätte erstatten können. Ich schätze, dass wir von diesen etwa ein Viertel obduzieren."*
*PD Dr. Jan Sperhake*

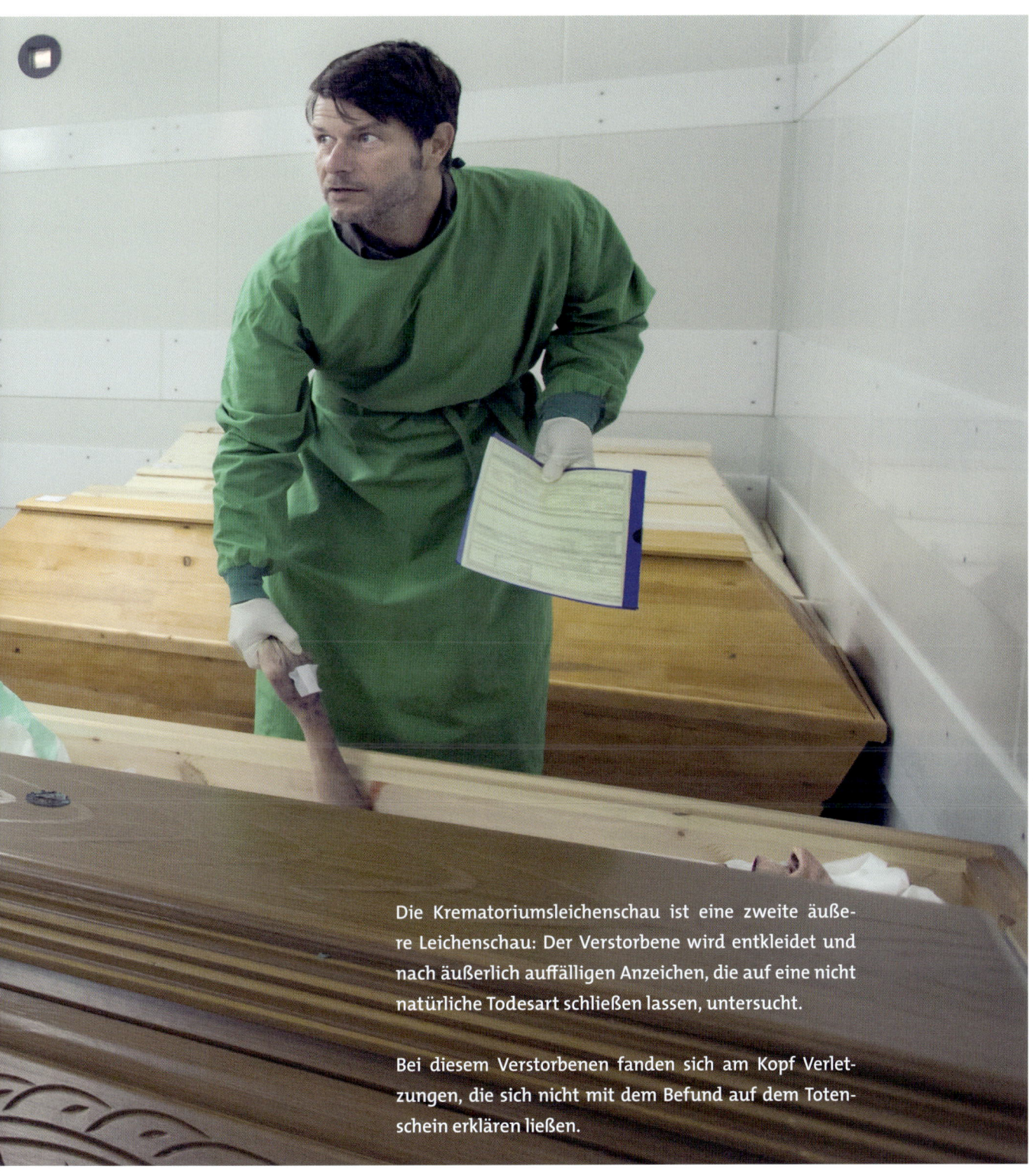

Die Krematoriumsleichenschau ist eine zweite äußere Leichenschau: Der Verstorbene wird entkleidet und nach äußerlich auffälligen Anzeichen, die auf eine nicht natürliche Todesart schließen lassen, untersucht.

Bei diesem Verstorbenen fanden sich am Kopf Verletzungen, die sich nicht mit dem Befund auf dem Totenschein erklären ließen.

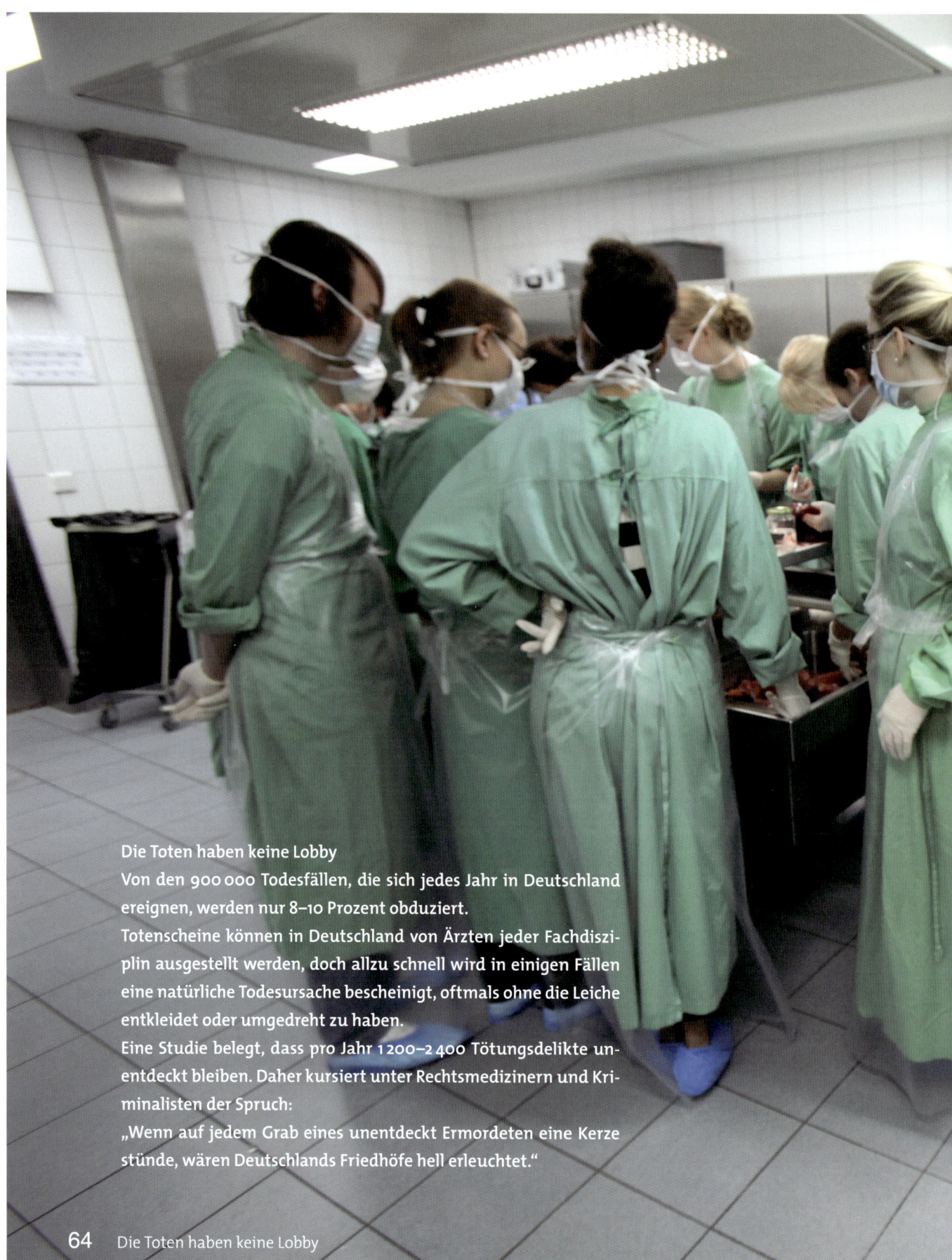

Die Toten haben keine Lobby

Von den 900 000 Todesfällen, die sich jedes Jahr in Deutschland ereignen, werden nur 8–10 Prozent obduziert.

Totenscheine können in Deutschland von Ärzten jeder Fachdisziplin ausgestellt werden, doch allzu schnell wird in einigen Fällen eine natürliche Todesursache bescheinigt, oftmals ohne die Leiche entkleidet oder umgedreht zu haben.

Eine Studie belegt, dass pro Jahr 1 200–2 400 Tötungsdelikte unentdeckt bleiben. Daher kursiert unter Rechtsmedizinern und Kriminalisten der Spruch:

„Wenn auf jedem Grab eines unentdeckt Ermordeten eine Kerze stünde, wären Deutschlands Friedhöfe hell erleuchtet."

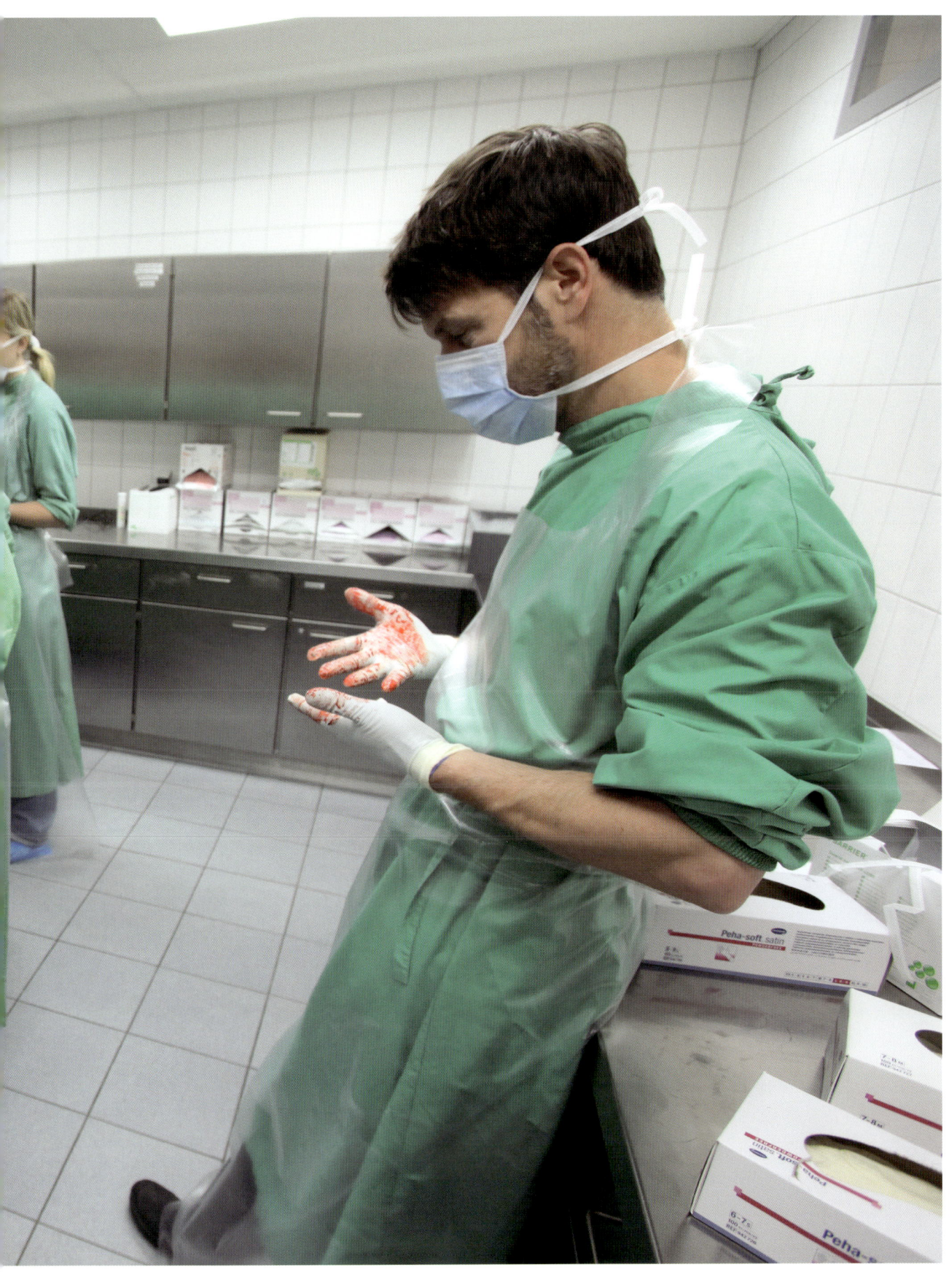

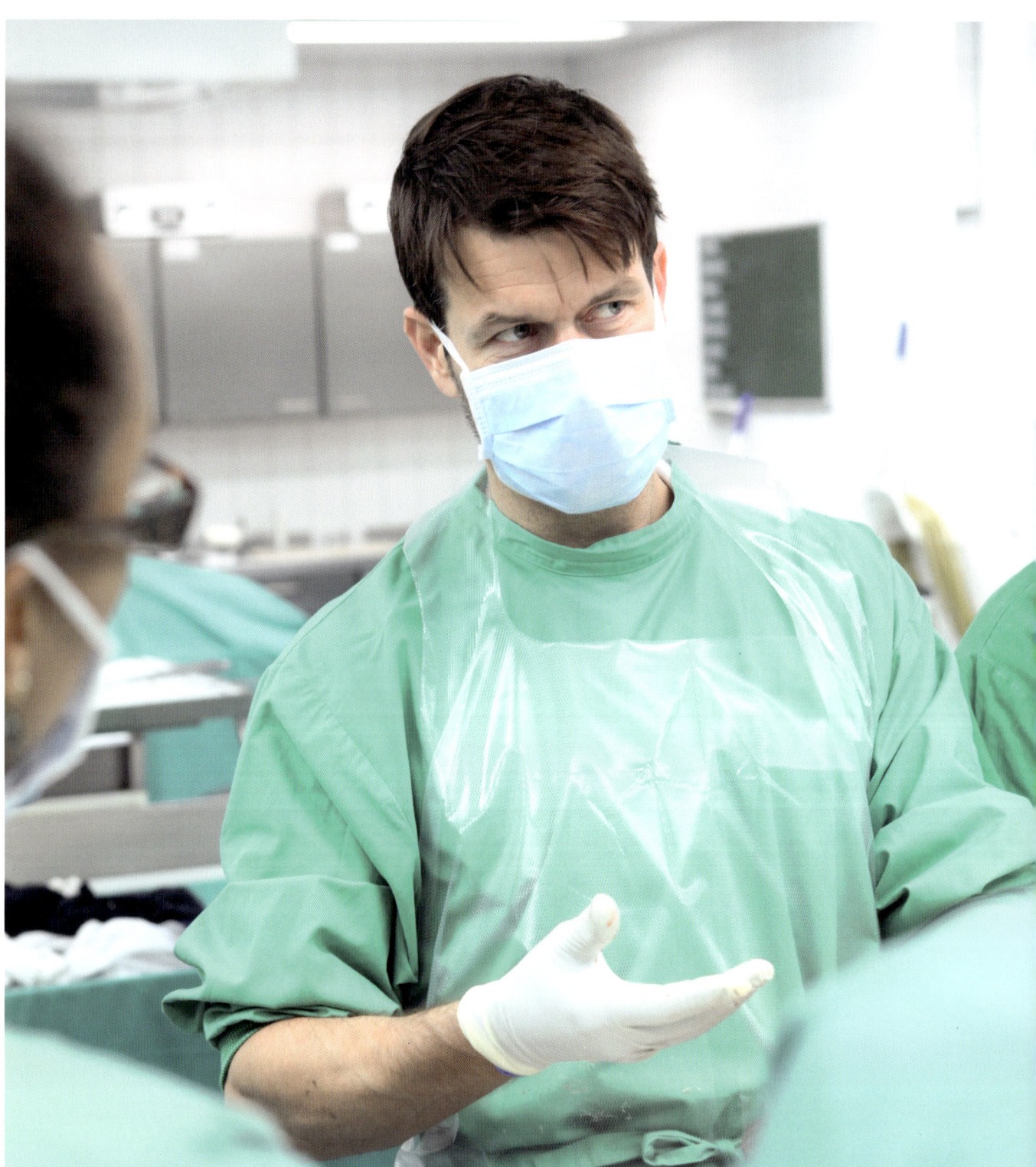

# 10 Billionen Körperzellen ...

**Nicht alle der 10 Billionen Körperzellen sterben gleichzeitig. Die Phase vom Beginn des Hirntodes bis zum Zeitpunkt, an dem alle Körperzellen abgestorben sind, wird als *intermediäres Leben* bezeichnet.**

Für den Rechtsmediziner sind Sterben und Tod Prozesse, die durch den Funktionsverlust des Körpers und seiner Organe gekennzeichnet sind. Diese Wissenschaft von der Phase des Sterbens und den Ursachen und Umständen des Todes ist unter der Bezeichnung Thanatologie Teilgebiet des Fachs Rechtsmedizin.

Tod ist nicht gleich Tod. Rechtsmediziner unterscheiden zwischen Hirntod und biologischem Tod. Gesetzlich ist der Tod nicht definiert. Der Gesetzgeber legt im Transplantationsgesetz den irreversiblen Gesamthirntod – den Ausfall der Gesamtfunktion des Großhirns, des Kleinhirns und des Hirnstamms – als Mindestkriterium für eine Organentnahme fest.

Sind Hirntote Leichen?

Die moderne Intensivmedizin kann nicht den Tod, wohl aber das Sterben anhalten. Der Hirntote gilt also als Sterbender, nicht als Leiche. Zeigt das EEG eine Nulllinie an, sind die Gesamtfunktionen des Gehirns unwiderruflich erloschen, die Schaltzentrale für Körper und Seele ist tot. Nur mit künstlicher Beatmung ist es nun noch möglich, den Kreislauf des sterbenden Körpers und damit die Durchblutung der Organe aufrechtzuerhalten.

Wird die künstliche Belebung abgebrochen, setzt das Zellsterben ein und nur Gewebe, das unempfindlicher gegen die fehlende Sauerstoffzufuhr ist, lebt länger: So bleiben die Hornhäute der Augen bis zu 72 und Samenzellen bis zu 120 Stunden nach dem Hirntod vital.

Die Phase vom Beginn des Hirntodes bis zum Absterben aller etwa 10 Billionen Körperzellen wird als *intermediäres Leben* bezeichnet und ist mit dem biologischen Tod beendet: der Beginn eines biologischen Abbauprozesses, der die Leiche zum Skelett werden lässt.

Die Transplantation der Augenhornhaut ist die häufigste Verpflanzung eines Gewebes beim Menschen. In Deutschland werden jährlich 4 500 bis 6 000 Hornhäute transplantiert.

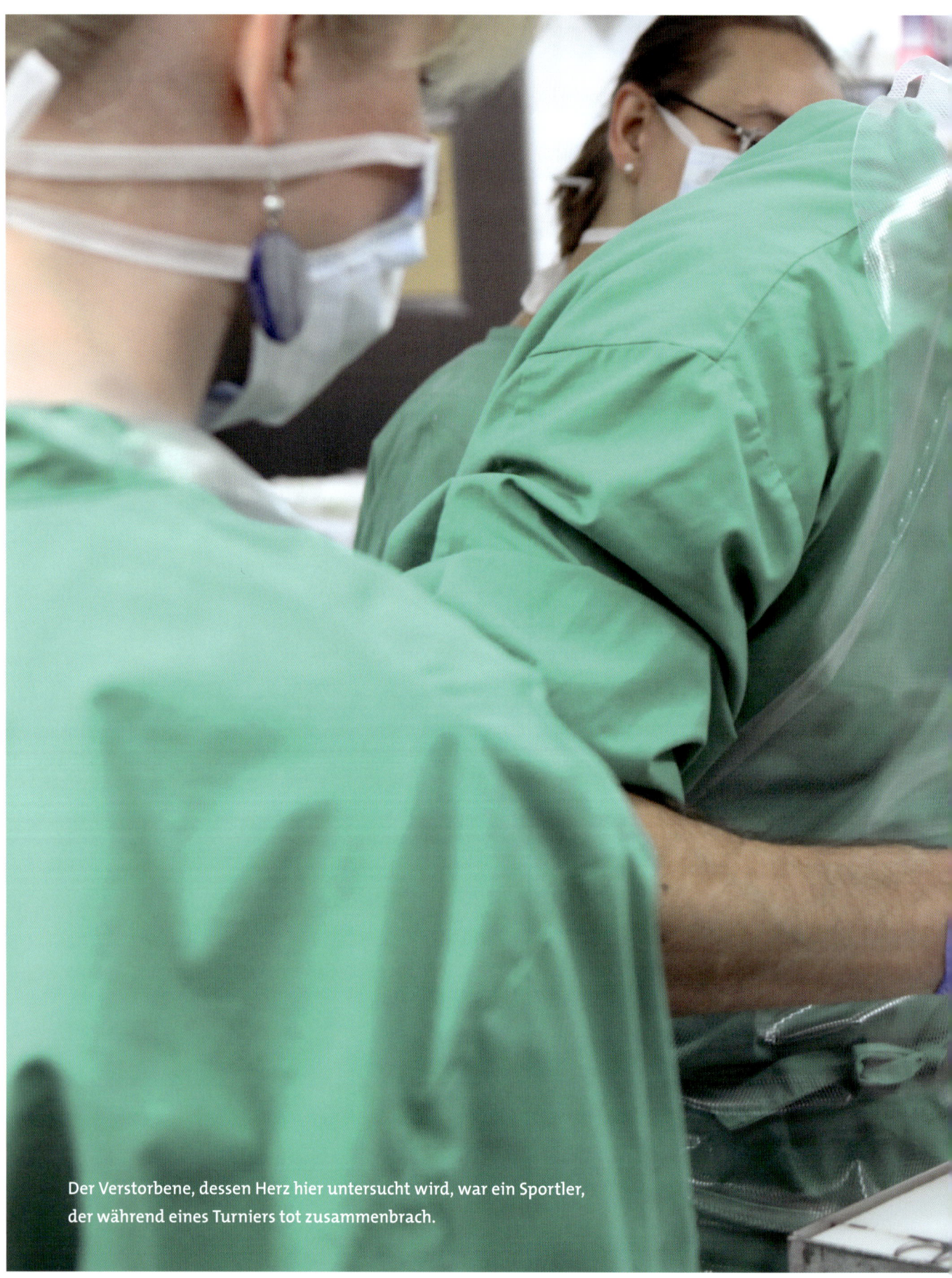

Der Verstorbene, dessen Herz hier untersucht wird, war ein Sportler, der während eines Turniers tot zusammenbrach.

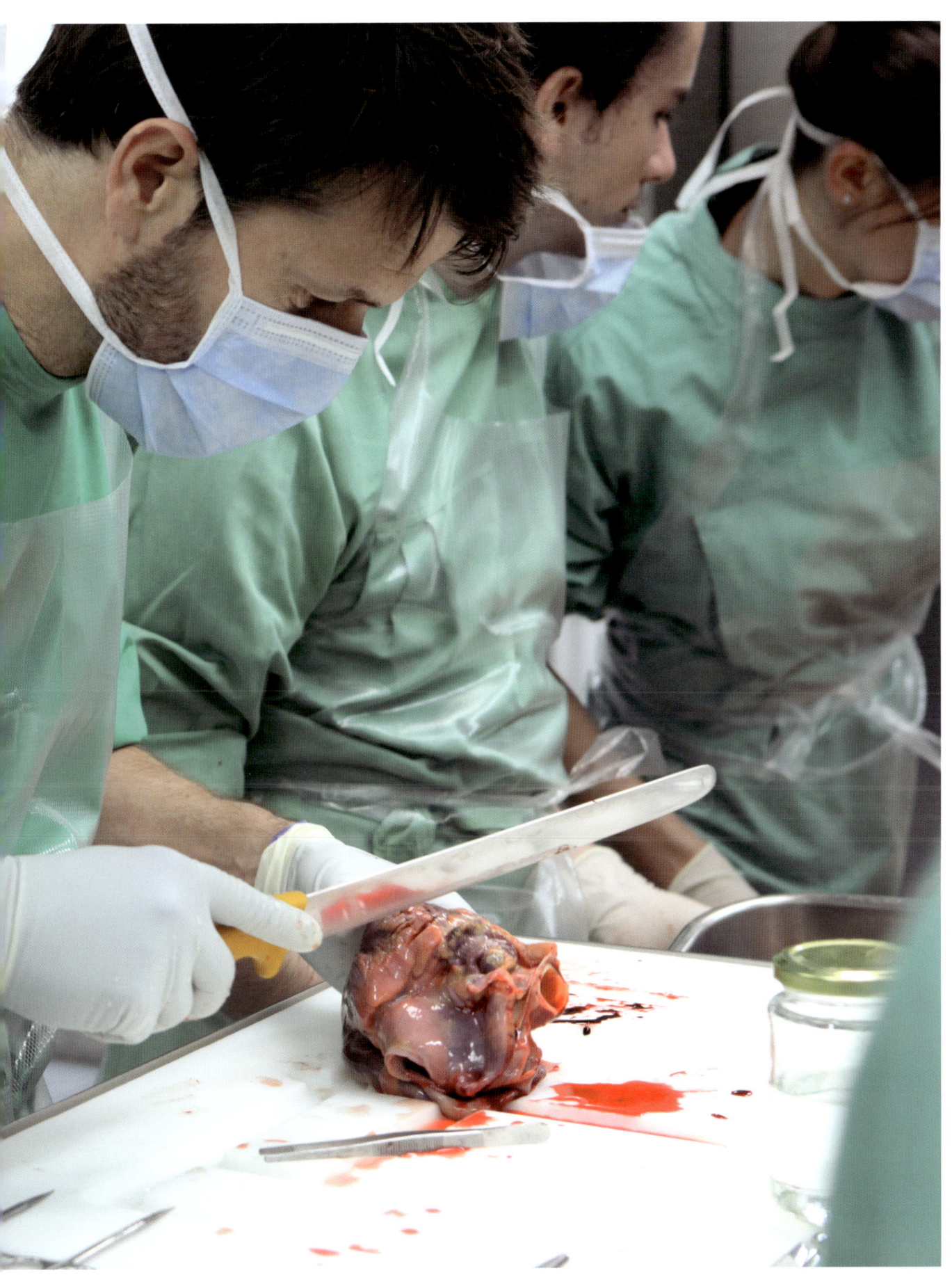

# In England gibt es keine Rechtsmediziner,

sondern Forensic Pathologists. Sie sind nicht, wie in Deutschland, Rechtsmediziner, sondern Pathologen mit einer Zusatzweiterbildung in Forensischer Medizin.

Die Untersuchung von Leichenfundorten, „Tatorten", die Sachverständigentätigkeit bei Gericht und die Identifizierung der Opfer von Massenkatastrophen gehört in Deutschland wie auch in England zum Tätigkeitsfeld der Rechtsmedizin.

Neben diesen Tätigkeiten aus dem großen Bereich „Leichenwesen" haben Rechtsmediziner in Deutschland viele weitere Aufgaben: z. B. die Untersuchung lebender Gewaltopfer nach häuslicher Gewalt, Vergewaltigung, Kindesmisshandlung, die Beurteilung der Verkehrstauglichkeit, die Begutachtung der Schuldfähigkeit bei Alkohol-, Drogen- und Medikamenteneinfluss, die Prüfung der Verhandlungsfähigkeit von Verfahrensbeteiligten oder die Begutachtung sogenannter ärztlicher „Kunstfehler".

*„Ich habe zwei Jahre als Rechtsmedizinerin in England gearbeitet und gemerkt, dass die Inhalte sich dort stark von denen der Rechtsmedizin in Deutschland unterscheiden.*

*Den Facharzt für Rechtsmedizin gibt es in England nicht.*

*Das hat historische Gründe: Während das Fach in Deutschland seit Jahrhunderten existiert, werden Todesfälle in England seit 1194 von sogenannten Coroners, Leichenbeschauern, untersucht. Erst seit dem 18. Jahrhundert werden diese in ihrer Ermittlungsarbeit von Ärzten unterstützt. Dabei wurden von Beginn an Pathologen beauftragt, weil diese sich von allen Ärzten am besten mit der Untersuchung von Leichen auskannten.*
*So ist es dort noch heute, und die Spezialisten unseres Fachs heißen daher in England Forensic Pathologists. Sie sind nicht, wie in Deutschland, Rechtsmediziner, sondern Pathologen mit einer Zusatzweiterbildung in Forensischer Medizin.*

*Dieser Unterschied in der Bezeichnung ist wohl ein Grund dafür, dass Rechtsmediziner hierzulande so häufig mit Pathologen verwechselt werden. Der Pathologist in englischen und amerikanischen Krimis wird meist unscharf mit Pathologe übersetzt. Auch in schlecht recherchierten deutschen Fernsehserien hört man – dann vollkommen falsch – manchmal Sätze wie: „Die Leiche ist noch in der Pathologie.*

*Auch im Hinblick auf Organisation und Inhalte des Fachs bestehen in England und Deutschland starke Unterschiede.*
*Englische Forensic Pathologists können sich beim Home Office, der Regierungsbehörde für Einwanderung, Verbrechensbekämpfung und Polizeiarbeit, nach umfangreicher Prüfung ihrer Qualifikation auf die sogenannte Home Office Accredited List of Forensic Pathologists setzen lassen und arbeiten direkt im Auftrag des Home Office.*

Mein ehemaliges Institut in Leicester ist dabei die einzige rechtsmedizinische Abteilung in England, die zu einer Universität gehört.
Anders als in Deutschland, wo die rechtsmedizinische Versorgung zum großen Teil von den universitären Instituten übernommen wird, ist Forensic Pathology im übrigen England in Gruppen von selbstständigen Fachärzten organisiert. Diese Tatsache wirkt sich unter anderem auf die Lehre aus.
So gibt es für Medizinstudenten dort keinen Kurs in Rechtsmedizin, was z. B. schwere Folgen für die Qualität der Leichenschau hat und sich unmittelbar auf die Dunkelziffer von Tötungsdelikten auswirken dürfte.

Das Aufgabenfeld der Rechtsmedizin ist in Deutschland vielfältiger als in England, wo lediglich Tötungsdelikte von Forensic Pathologists untersucht werden.
Alle anderen Leichen untersuchen überwiegend die in der Rekonstruktion gewaltsamer Todesfälle weniger erfahrenen Clinical Pathologists. Sie entsprechen unseren Pathologen und arbeiten im Auftrag der Coroner.

Forensic Pathology in England war eine tolle Erfahrung!

Letztendlich hat mir dort aber die Vielseitigkeit gefehlt, sodass ich schließlich nach Deutschland zurückgekehrt bin."

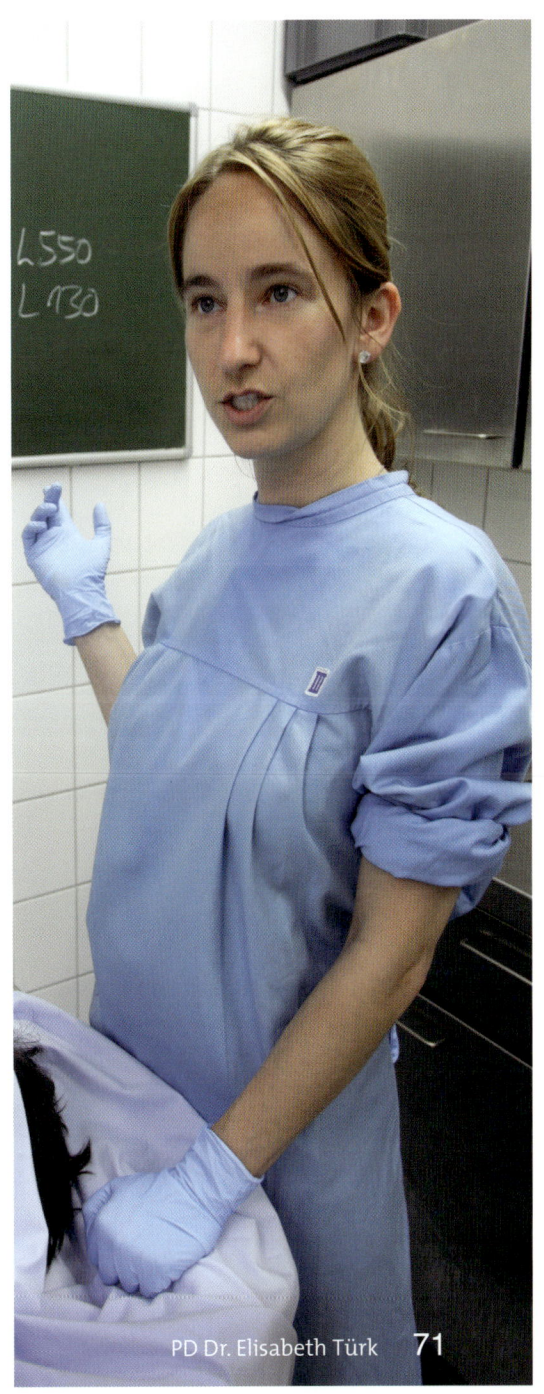

PD Dr. Elisabeth Türk 71

# Den Tätern auf der Spur

**Die Spurensicherung findet in den allermeisten Fällen Material, aus dem sich ein DNA-Profil erstellen lässt. Dafür genügen schon 50 Zellen; eine Winzigkeit, wenn man bedenkt, dass der menschliche Körper aus etwa 10 Billionen Zellen besteht.**

Die eigentliche Revolution in der DNA-Analytik begann mit der Einführung der Polymerase Chain Reaction, der sogenannten PCR-Technik, die es erlaubt, kleinste Abschnitte des DNA-Fadens künstlich anzureichern und farblich zu markieren. Die Technik ist mittlerweile so weit entwickelt, dass ab der unvorstellbar kleinen Menge von 0,000000001 g zellkernhaltigem Spurenmaterial die DNA ermittelt werden kann (z. B. aus Blut, Speichel, Schweiß, Urin, Haar, Haut, Knochen, Fingernägeln).

Für eindeutige Aussagen in der forensischen DNA-Analytik ist es daher besonders wichtig, nur Probenbehälter von höchster Qualität und Reinheit zu nutzen, so wie die abgebildeten Reaktionsgefäße der Firma Eppendorf.

Heute werden mehr als doppelt so viele Straftaten durch DNA-Spuren als durch die Fingerabdrücke des Täters aufgedeckt.

Versuche zeigten, dass die winzige Menge Speicheltröpfchen, die sich beim Aussprechen eines einzigen, noch dazu kurzen Satzes nicht vermeiden lässt, ein komplettes DNA-Profil liefern kann.

*„Das beste Waschmittel schafft es nicht, Blutflecken so zu entfernen, dass wir nicht doch DNA finden, wie in folgendem Mordfall:*
*Die ermittelnden Polizeibeamten fanden einen Mann mit mehreren Stichverletzungen tot in seiner Wohnung vor, doch im Vergleich zu den Verletzungen gab es zu wenig Blut. Sie hörten eine Waschmaschine laufen.*
*Die nasse Jeans wurde asserviert und uns ins Labor geschickt. Wir brachten auf die frisch gewaschene Hose Luminol, ein Reagenz, das zusammen mit Sauerstoff reagiert und Blutflecken sichtbar macht. Das Resultat war eindeutig: Die Spur des ausgewaschenen Blutes auf der Hose entlarvte die Frau, die selbst die Polizei gerufen hatte, als Mörderin, denn der Blutfleck lieferte uns das komplette DNA-Profil des Opfers."*

Auch die Täter gehen mit der Zeit und kennen die modernen Untersuchungsmethoden, das Tragen von Schutzkleidung zur Vermeidung von Spuren ist keine Seltenheit. Doch es läuft nicht immer wie geplant. So wie bei einem Raub mit Todesfolge. Die Täter überfielen und beraubten einen alten, allein lebenden Mann, fesselten ihn an einen Stuhl und überließen ihn seinem Schicksal. Sechs Tage später wurde der Mann gefunden, er starb im Krankenhaus.

*„An einem Schal, mit dem das Opfer zwischenzeitlich fixiert worden war, hinterließ einer der Täter sein vollständiges DNA-Profil. Da er die ganze Zeit über Handschuhe getragen hatte, hat er sich vermutlich mit dem Schal einmal den Schweiß von der Stirn gewischt. Oder er musste sich die Augen auswischen, denn der alte Mann hatte noch versucht, sich mit Pfefferspray zu wehren."*

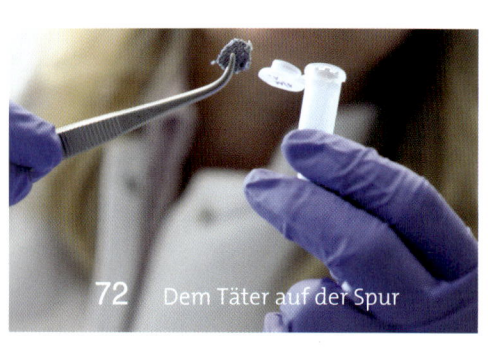

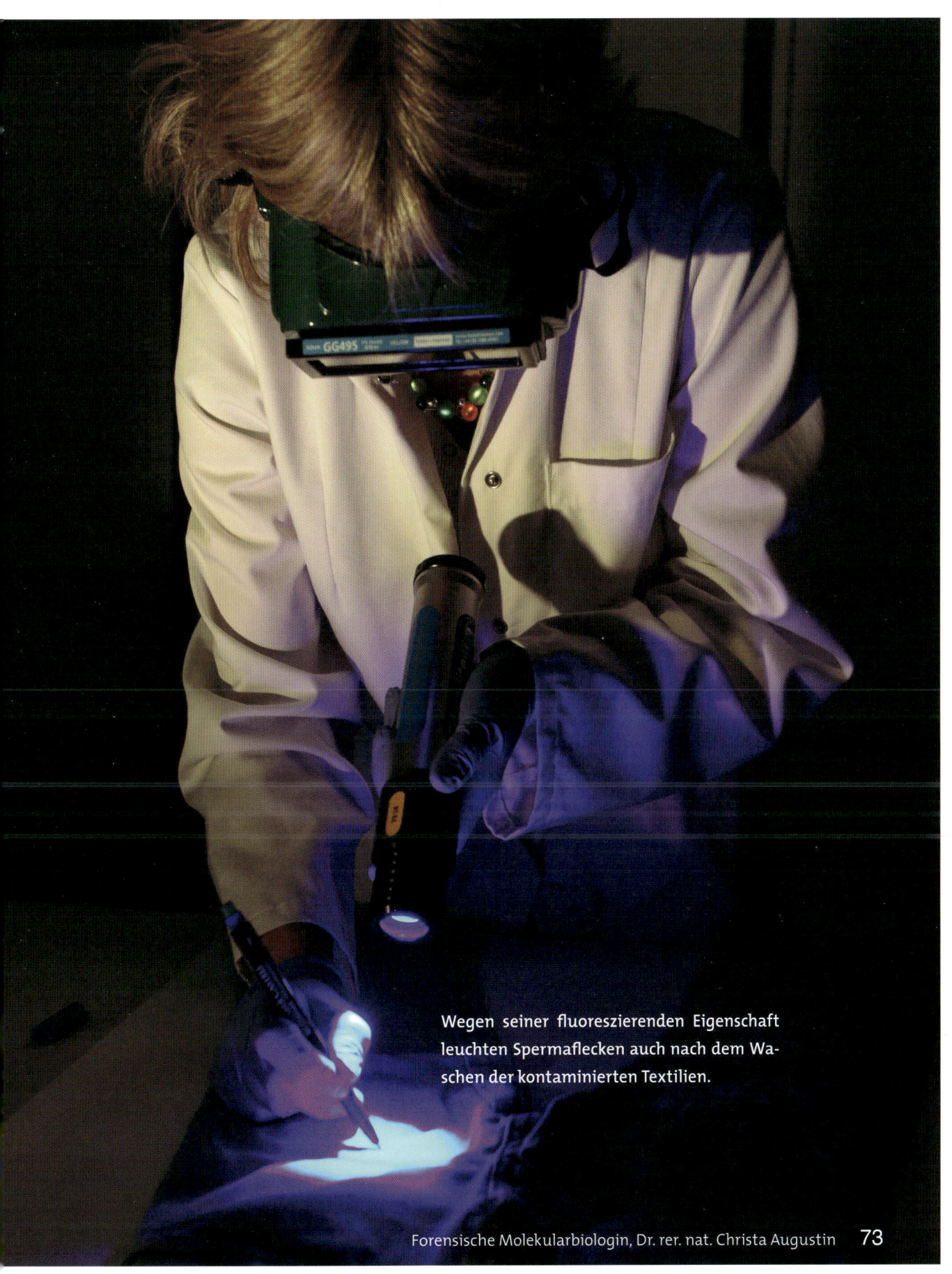

Wegen seiner fluoreszierenden Eigenschaft leuchten Spermaflecken auch nach dem Waschen der kontaminierten Textilien.

Forensische Molekularbiologin, Dr. rer. nat. Christa Augustin 73

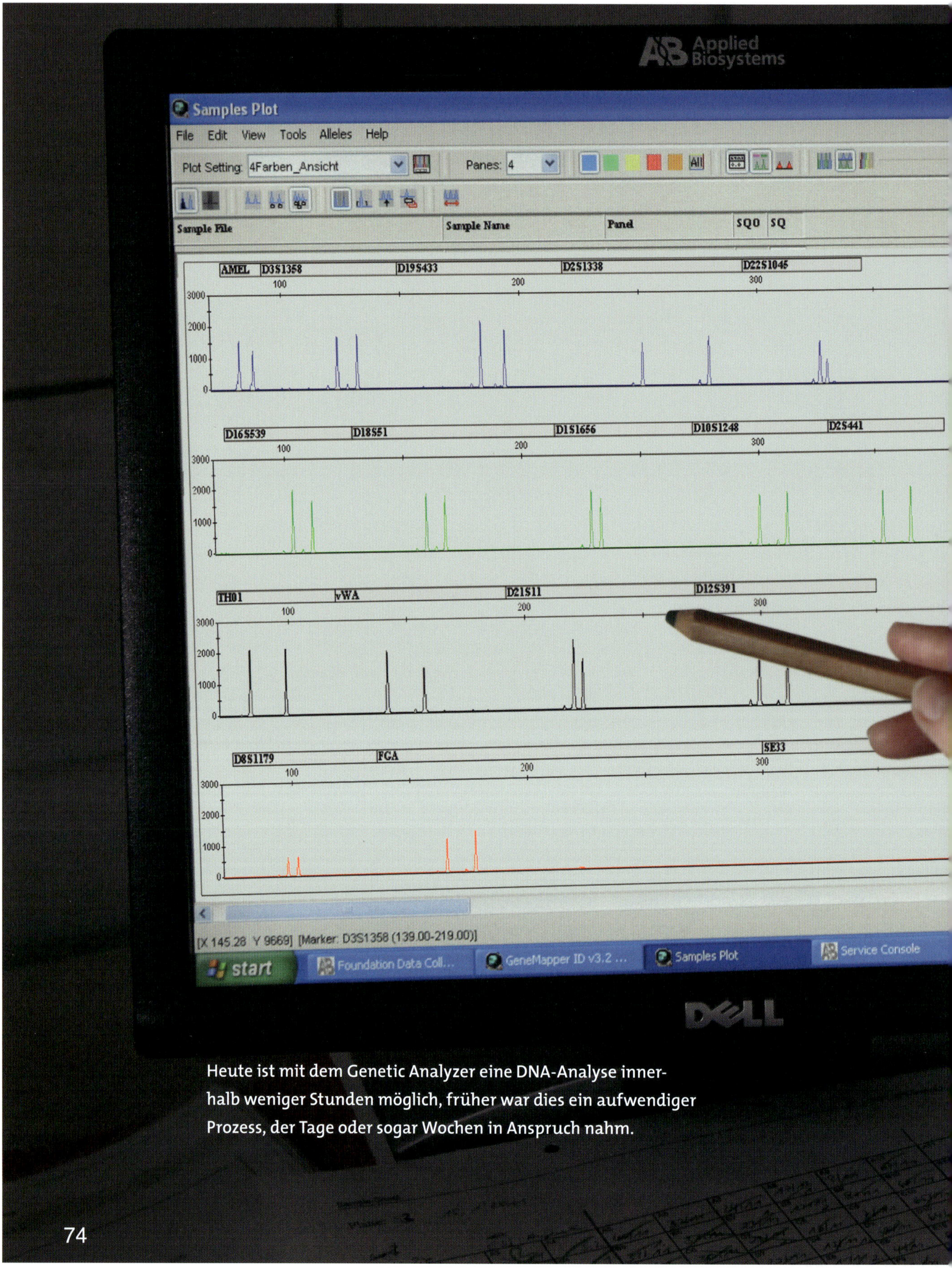

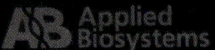

**Samples Plot**

File　Edit　View　Tools　Alleles　Help

Plot Setting: 4Farben_Ansicht ▾　　Panes: 4 ▾　　□ □ □ □ All　　▦ ▦ ▲▲　　▦ ▦ ▦

| Sample File | | Sample Name | Panel | SQO | SQ |
|---|---|---|---|---|---|

AMEL　D3S1358　　　D19S433　　　　　D2S1338　　　　　D22S1045
　　　　100　　　　　　　　　　　200　　　　　　　　　　300

D16S539　　　D18S51　　　　　　D1S1656　　　D10S1248　　　D2S441
　　　　100　　　　　　　　　　　200　　　　　　　　　　300

TH01　　　vWA　　　　　D21S11　　　　　D12S391
　　　　100　　　　　　　　　　　200　　　　　　　　　　300

D8S1179　　　FGA　　　　　　　　　　　　　　　SE33
　　　　100　　　　　　　　　　　200　　　　　　　　　　300

[X 145.28　Y 9669] [Marker: D3S1358 (139.00-219.00)]

🔳 start　　AB Foundation Data Coll...　　GeneMapper ID v3.2 ...　　Samples Plot　　AB Service Console

D∜LL

Heute ist mit dem Genetic Analyzer eine DNA-Analyse innerhalb weniger Stunden möglich, früher war dies ein aufwendiger
Prozess, der Tage oder sogar Wochen in Anspruch nahm.

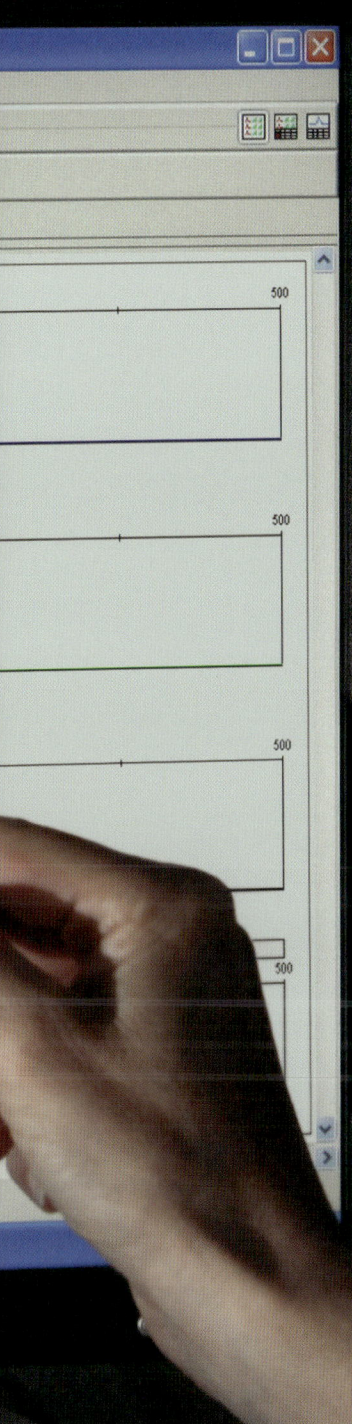

# DNA-Profiling

Bei der Analyse menschlicher DNA (genetischer Fingerabdruck) werden kurze DNA-Sequenzen (Loci) untersucht. Diese verschlüsseln keine Gene, können aber bei verschiedenen Menschen unterschiedlich lang sein und werden von den Eltern auf ihre Kinder vererbt. Die Loci sind immer zweimal vorhanden, da jeder Mensch einen Satz Chromosomen von seinem Vater und einen Satz von der Mutter bekommt.

Der Computer wertet die DNA – die mit Farbstoffen markiert wird, um sie mithilfe eines Lasers sichtbar zu machen – aus.

Das Ergebnis, ein Elektropherogramm, ist hier auf dem Monitor zu sehen und stellt die untersuchten DNA-Sequenzen als farbige Peaks (Spitzen) dar.

Die Analyse aller Loci ergibt ein individuelles DNA-Muster, das nur für diesen einen Menschen existiert: Je näher zwei Menschen verwandt sind, umso ähnlicher sind sich die Muster.

DNA-Spuren von einem Tatort werden mittels dieser Muster analysiert. Kann man die DNA einem einzelnen Menschen zuordnen, wird nachgewiesen, dass er an diesem Ort war.

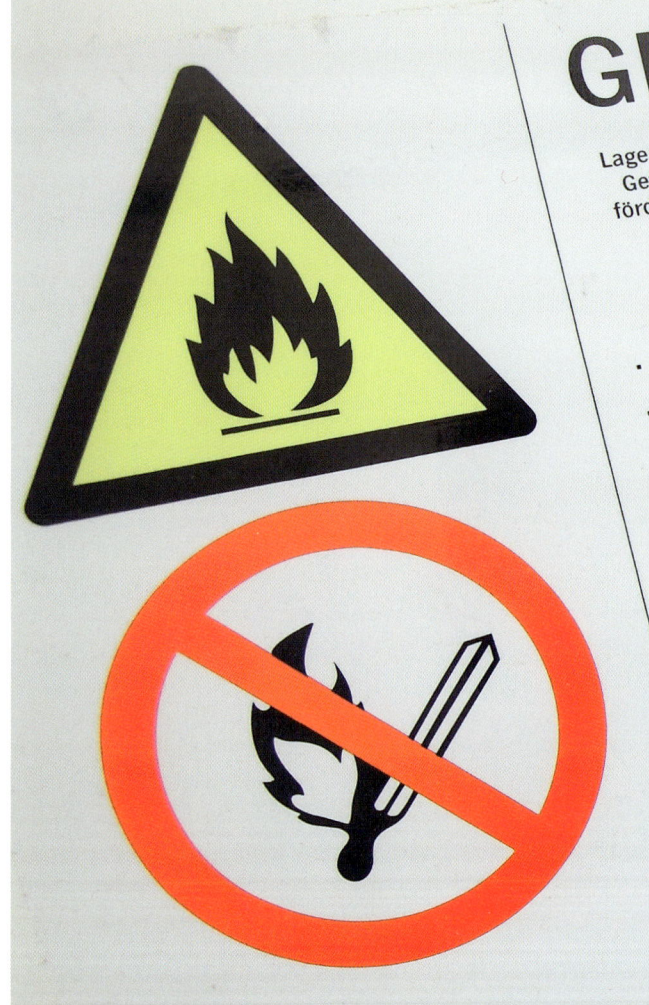

# GEFAHRSTOFFE

Lagerschrank zur sicheren und vorschriftsmäßigen Lagerung von
Gefahrstoffen, wie brennbare Flüssigkeiten, giftige und brand-
fördernde Stoffe und Druckgaspackungen gemäß Anforderungen
VbF / TRbF, Gefahrstoff V, TRGS, TRG, WHG, ZH 1 / 119

- **FWF 90** gemäß TRbF 22
- Brandkammertest durch amtliche Materialprüfanstalt
- Normkonformität bestätigt durch zertifiziertes Prüflabor der Dekra
- Prüfung nach dem Gerätesicherheitsgesetz (GS-Zeichen)
- Empfohlen von BG, GAA, GUV, Feuerwehren und Sachversicherungen
- Halten Sie bitte die Türen geschlossen. Beachten Sie die Hinweise
  und Ausführungen der Betriebsanleitung
- DIN 12925 T1 (Neufassung 4/98) erfüllt

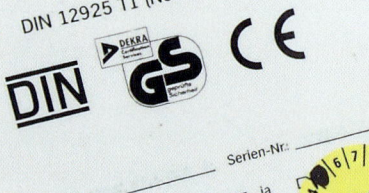

DIN    GS    CE

Modell: _____          Serien-Nr.: _____

technische Belüftung             ☐ ja

Warenausgangsprüfung             am: _____

durch: _____

geprüft
am:
durch: gemäß §39 VBG 1
§ 53 ArbeitsstättV.
nächster Termin

1 2 3 4 5 6 7 8 9 10 11 12
99 00 01 02 03 04

Nächster
Prüftermin

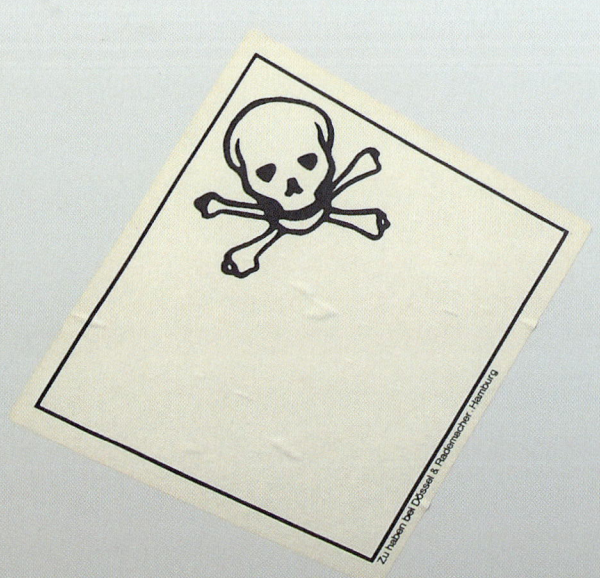

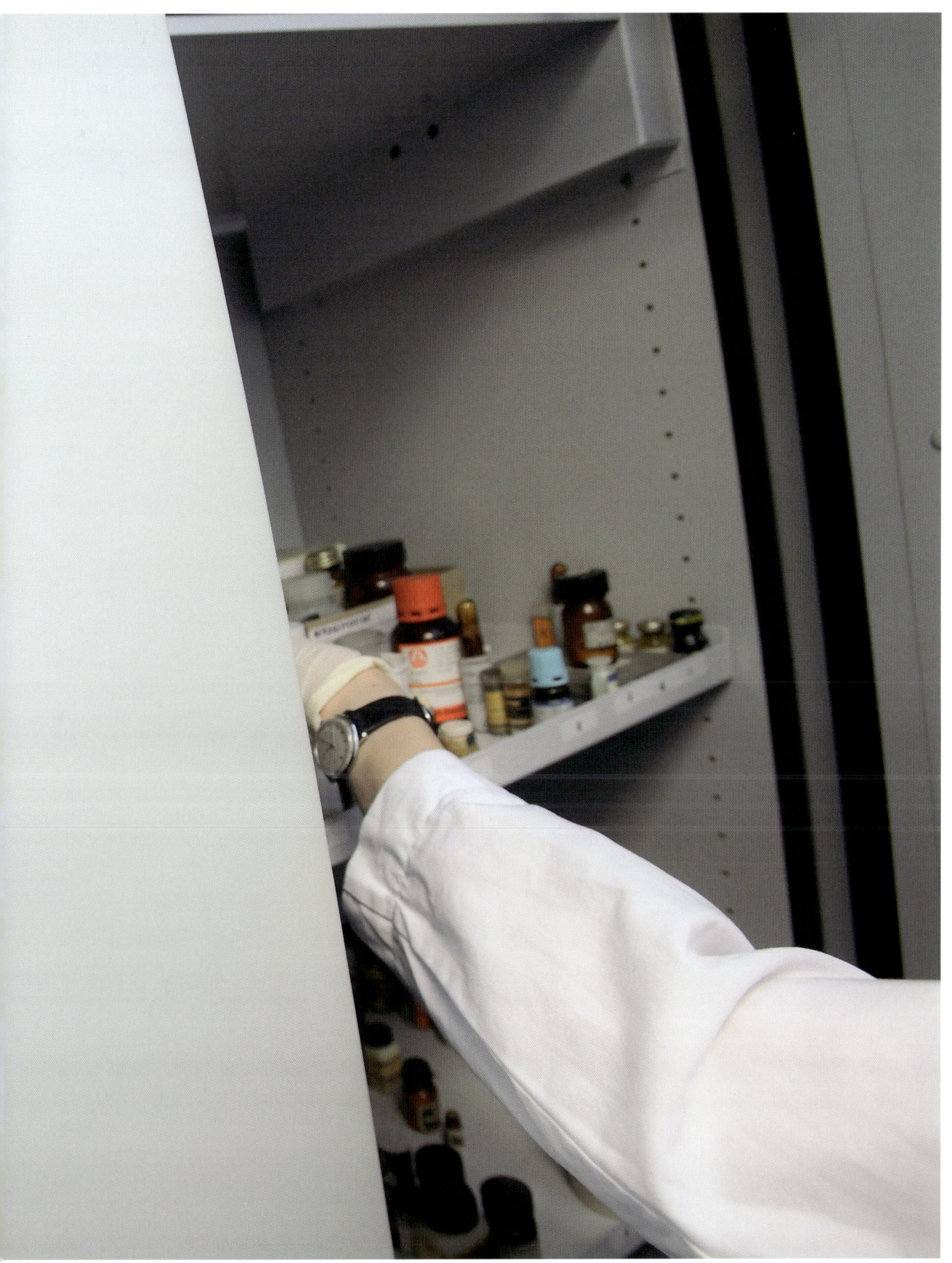

# Nur jeder Zweite kann Zyankali riechen

... alle anderen sind genetisch bedingt nicht in der Lage, den rauchigen, marzipanartigen Geruch wahrzunehmen.

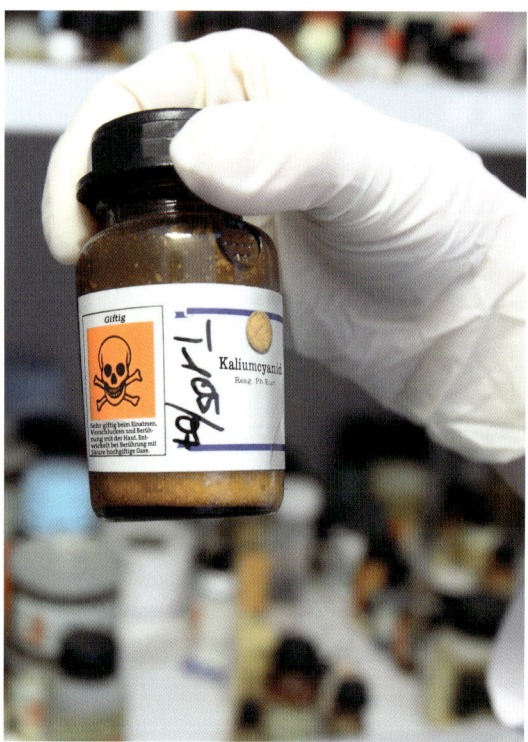

Kaliumcyanid, Zyankali: Ca. 140 mg davon sind für einen erwachsenen Menschen tödlich.

Die Toxikologie der Hamburger Rechtsmedizin ist eines der wenigen toxikologischen Institute in Deutschland, das rund um die Uhr – auch am Wochenende – toxikologische Notfallanalytik anbietet. Ob unabsichtlich oder in suizidaler Absicht: Heute finden mehr Menschen durch Medikamente und Drogen den Tod, als durch „klassische" Gifte wie Arsen, Zyankali oder Strychnin.

Die Gesetzgebung erschwert Privatpersonen den Erwerb von Giftstoffen und einige der stärksten Pestizide wurden mittlerweile vom Markt genommen.

Zyankalivergiftungen sind so selten geworden, dass sie von den Ärzten meist gar nicht mehr für möglich gehalten werden.

*„So war es auch im Fall einer älteren Dame, deren Zustand auf eine Diagnose hinwies, an die die Ärzte einfach nicht glauben wollten. Sie schickten uns eine Blutprobe, eine Probe des Mageninhalts und einen kleinen Bottich mit weißen Krümeln zur Analyse – mit dem Vermerk „Ausschluss einer Zyankalivergiftung". Die Proben bewiesen, was die Ärzte nicht für möglich gehalten hatten: eine Zyankalivergiftung. Für die Dame kam die Analyse zu spät. Sie starb. Es war ein Suizid. Möglicherweise hatte sie einmal in einem Labor gearbeitet, denn Zyankali wird für bestimmte Untersuchungen als Reagenz verwandt."*

Von dem typischen Bittermandelgeruch des starken Gifts werden nur etwa 50 Prozent der Menschen gewarnt, die anderen sind genetisch bedingt nicht in der Lage, den rauchigen, marzipanartigen Geruch wahrzunehmen.

Zyankalivergiftungen schreiten schnell voran, denn einmal aufgenommen, sei es mit der Atemluft oder über die Nahrung, wandelt es sich im Körper schnell in Blausäure um. Diese hemmt die zelluläre Atmung und verhindert, dass der Körper Sauerstoff aufnehmen kann. Wird kein Gegengift (Kombination aus 4-Dimethylaminophenol und Natriumthiosulfat) verabreicht, stirbt derjenige innerhalb kurzer Zeit.

Häufiger als solche Giftklassiker sind Vergiftungen durch Cocktails verschiedener synthetisierter Substanzen, die – im Internet geordert – bedenkenlos geschluckt werden. Für derartige Medikamenten- und Drogeninhaltsstoffe steht das sogenannte „General Unknown Screening" zur Verfügung: eine Datenbank mit ca. 7 000 Substanzen, deren Muttersubstanzen und – wichtig für die Analyse der Urinproben – deren Abbauprodukte. In einer weiteren Datenbank sind etwa 10 000 Substanzen erfasst, darunter Chemikalien und Pestizide. Es gibt Substanzen, die eindeutig Vergiftungssymptome bewirken, aber so neu sind, dass sie nicht gefunden werden können.

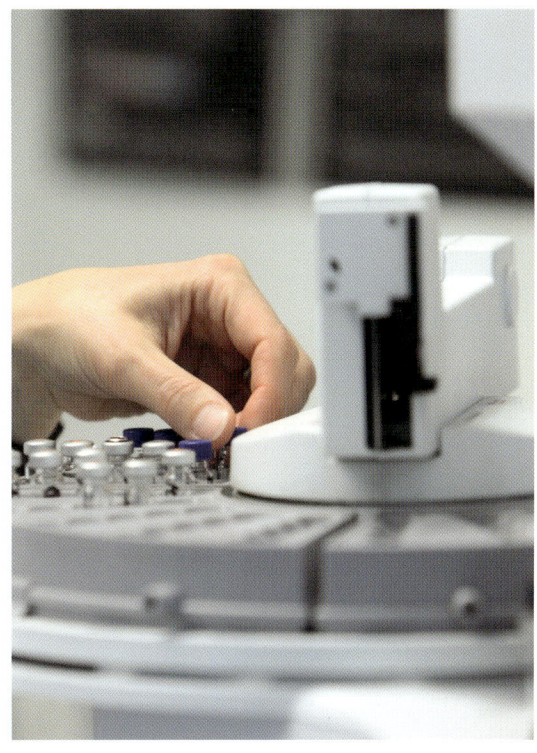

Beginn der Analyse:
Winzige Mengen der vorbereiteten Proben werden in das Analysegerät (Kombination von Gaschromatographie und Massenspektrometrie) geschleust.

*„Laborwerte, toxische Substanzen und Analysen lassen das Herz eines jeden Toxikologen höher schlagen, aber das ist nicht alles. Mit den Blut- und Urinproben sind Patientenschicksale verbunden. Von deren näheren Begleitumständen erfahren wir im Gespräch mit den Ärzten und beim Lesen der Krankengeschichten. Das lässt uns den Stress der Nacht- und Wochenenddienste vergessen, besonders, wenn Kinder gerettet werden können.*

*Es war März, der Anruf kam um zwei Uhr morgens: Ein zweijähriger Junge sei abends um 21 Uhr im Dunkeln allein auf dem Spielplatz gewesen und habe sich dort an einer Einmalspritze verletzt. Daheim sei der Junge dann bewusstlos zusammengebrochen.*
*Bei dieser wenig glaubwürdigen Geschichte dachte ich zunächst eher an ein Schütteltrauma oder andere Misshandlungen, als an eine Vergiftung. Doch die Analyse der Urin- und Blutprobe ergab tatsächlich den Nachweis einer Vergiftung: durch Xylazin, ein Betäubungsmittel für Kälber. Die polizeiliche Ermittlung klärte die Geschichte als einen Fall von Kindesmissbrauch auf: Der Patenonkel des Jungen hatte seinem Patenkind das Betäubungsmittel gespritzt. Die Spritze hatte er sich im Internet besorgt, das Betäubungsmittel bei einem Bauern in der Nachbarschaft, bei dem er gelegentlich aushalf.*
*Nachdem sich die als Betäubung geplante Spritze für den Jungen als lebensbedrohlich herausstellte, stellte sein Patenonkel sich mit seiner unglaubwürdigen Geschichte selbst. Der Mann wurde in die Psychiatrie eingewiesen. Der kleine Junge wurde gerettet, er konnte sich von der Vergiftung erholen."*

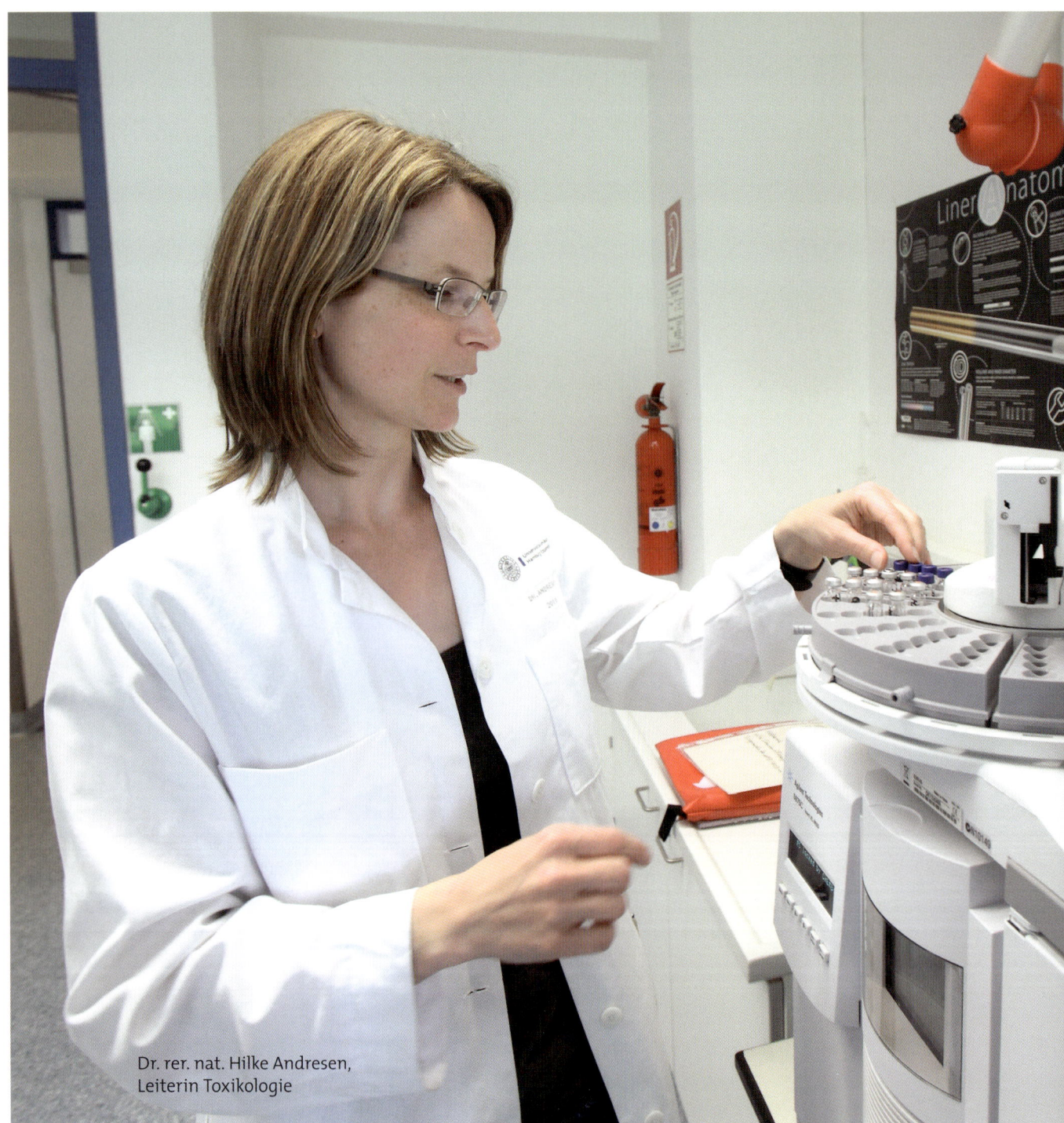

Dr. rer. nat. Hilke Andresen,
Leiterin Toxikologie

Im Bild ist eine Kombination von zwei Analysegeräten zu sehen: Der Gaschromatograph trennt das Substanzgemisch der Probe auf und die Massenspektrometrie liefert das Spektrum der einzelnen Substanzen, die mit der nachzuweisenden Substanz verglichen werden.

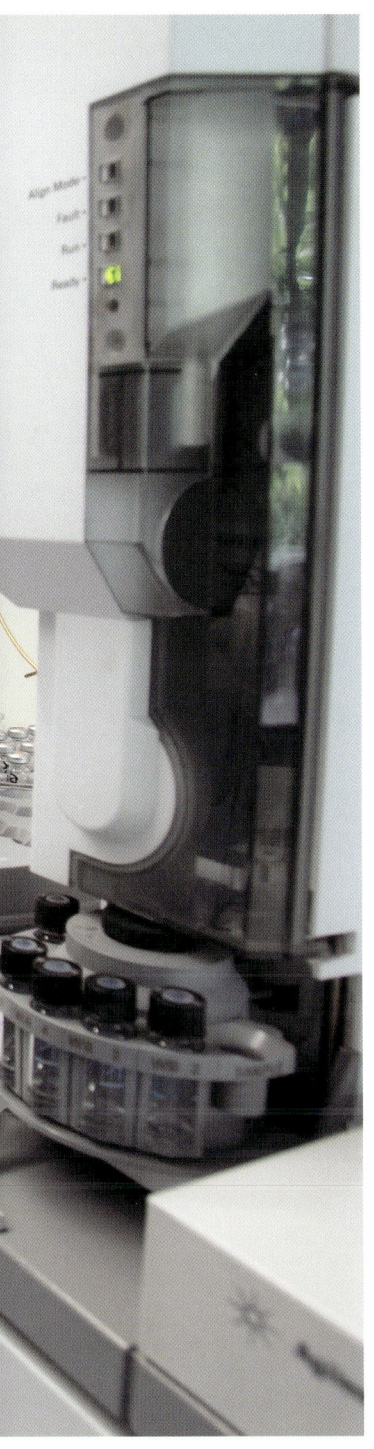

# Alle Dinge sind Gift ...

**und nichts ist ohne Gift; allein die Dosis macht, dass ein Ding kein Gift ist.
Paracelsus, Arzt und Alchemist, 1493–1541**

Fast jeden Tag werden neue Substanzen entwickelt, die eine mehr oder weniger toxische Wirkung auf den menschlichen Organismus haben.

Bevor eine Probe, die unbekannte Stoffe enthält, mit den etwa 10 000 Substanzen der Datenbank per Vergleichsmethode identifiziert werden kann (General Unknown Screening), wird die Probe mit einem chromatographischen Verfahren (Gas-, Flüssigkeitschromatographie) in ihre Bestandteile zerlegt.

Einfach erklärt durchläuft die Probe, die untersucht werden soll, bei diesen Verfahren eine Kapillarsäule mit einem Durchmesser von 0,1–0,5 mm und einer Länge von 30–35 m. Die unterschiedliche Durchlaufgeschwindigkeit der einzelnen Bestandteile der Probe macht es möglich, die Stoffgemische verschiedener Drogen und Wirkstoffe aufzutrennen und anschließend zu analysieren. Dabei werden die Substanzen der Probe (z. B. körpereigene Proteine, Fettsäuren und Hormone, Medikamente, Drogenwirkstoffe), die sich zunächst in gelöster, flüssiger Form befinden, im Gaschromatographen in einen gasförmigen Zustand gebracht. Die getrennten Komponenten werden dann mit einem spezifischen Detektionsverfahren, meist einer Massenspektrometrie, über den Vergleich mit der Datenbank identifiziert.

Ein toxikologisches Screening ist eine aufwendige Laboruntersuchung, die nur in spezialisierten toxikologischen Laboratorien möglich ist.

# Im Haar
# liegt die Wahrheit

**Die Haaranalyse ist in der Rechtsmedizin fest etabliert, denn sie ist die einzige Möglichkeit, auch einen weiter zurückliegenden Drogenkonsum nachzuweisen.**

In Deutschland dürfen Haarproben nur dann als Beweismittel genutzt werden, wenn der Betroffene einverstanden oder die Untersuchung richterlich angeordnet ist.

Bei der Haarbildung werden die im Blut vorhandenen Drogen und Medikamentenwirkstoffe – z. B. Opiate, Kokain, Amphetamine oder Ecstasy-Wirkstoffe – in das Haar aufgenommen. Geht man von einem Haarwachstum von etwa einem Zentimeter pro Monat aus, können bei einer Haarlänge von sechs Zentimetern Angaben zum Drogenkonsum der zurückliegenden sechs Monate gemacht werden, auch, wenn Dosis und Zeitpunkt der Einnahme nicht genau rekonstruiert werden können.

Das Analyseergebnis wird nicht etwa durch häufiges Haarewaschen oder Färben beeinflusst, wohl aber durch den Melaningehalt der Haare – die Haarfarbe. Denn nicht pigmentierte weiße und rote Haare nehmen geringere Konzentrationen an Drogen auf als braunes oder schwarzes Haar. TV-Produktionen vermitteln oft, dass bereits ein einzelnes Haar für eine toxikologische Untersuchung ausreicht. Doch für eine umfangreiche Analyse, bei der die Nachweisgrenzen noch unterhalb von 0,1 Nanogramm pro Milligramm Haar liegen, werden 200 mg Haar benötigt: Ein bleistiftdicker Haarstrang wird am Hinterkopf zu einem Strang gewunden, mit einer Schnur fixiert und unmittelbar an der Kopfhaut abgeschnitten.

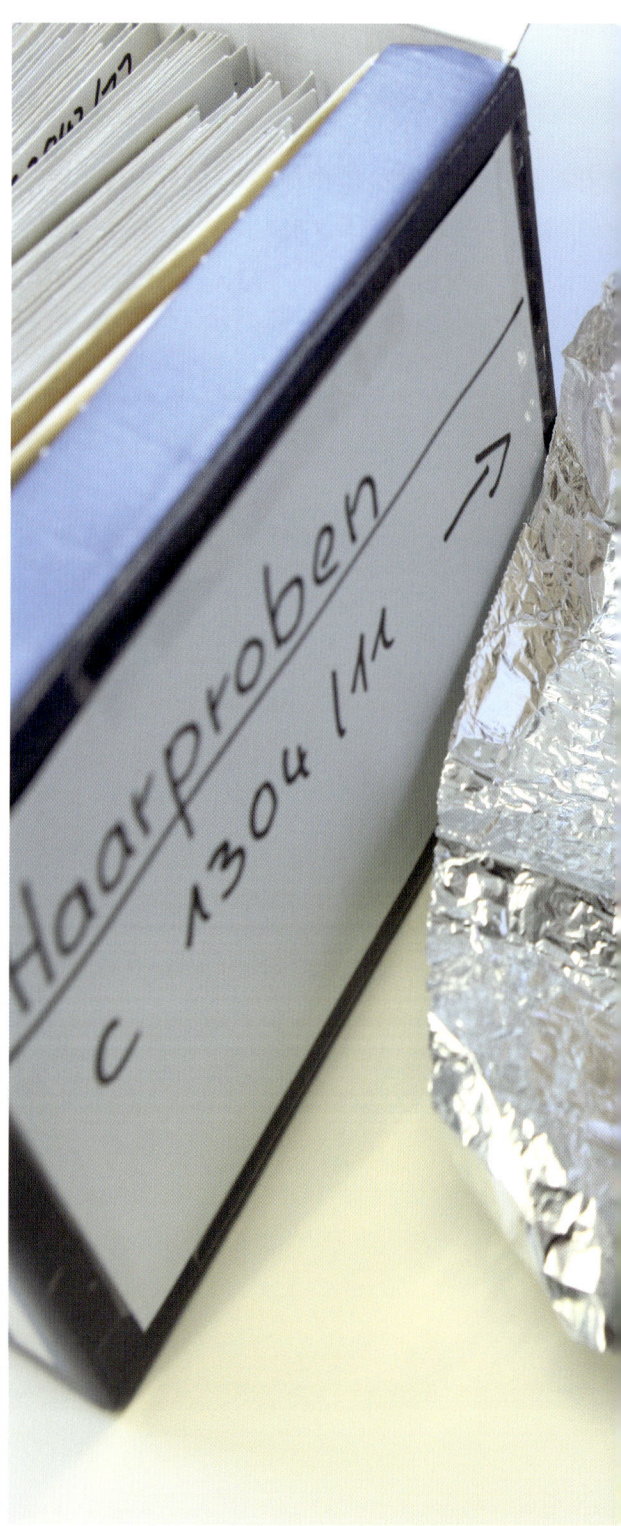

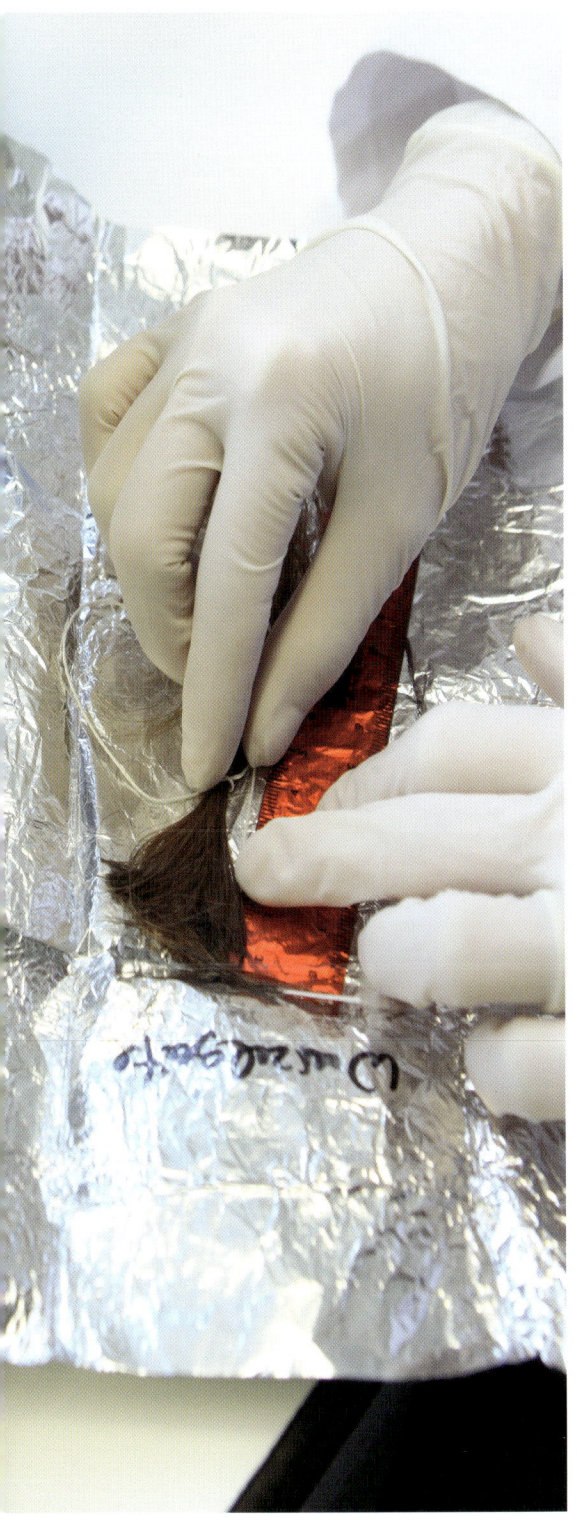

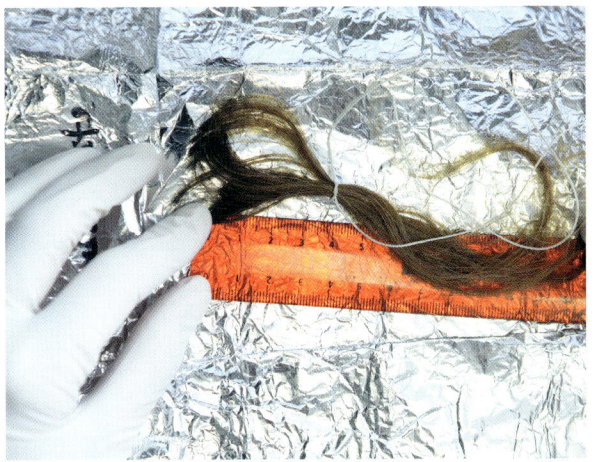

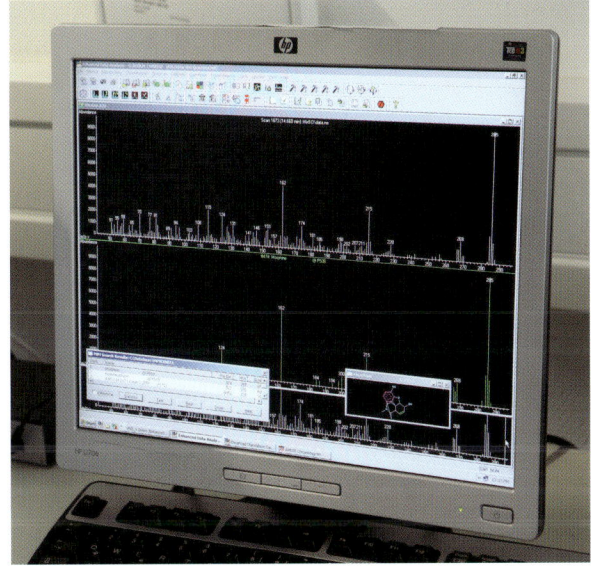

Die Haaranalyse bedeutet für den Betroffenen keinen großen Aufwand, für das Labor hingegen schon: In penibler Handarbeit werden die Haare in drei Millimeter kleine Abschnitte geteilt. Nach der chemischen Aufbereitung der Haarschnipsel beginnt die eigentliche Analyse mithilfe der Gaschromatographie und Massenspektrometrie. Als Ergebnis wird das Spektrum der Substanz aus der chromatographierten Probe auf dem Monitor angezeigt, das mit dem der nachzuweisenden Substanz verglichen wird.

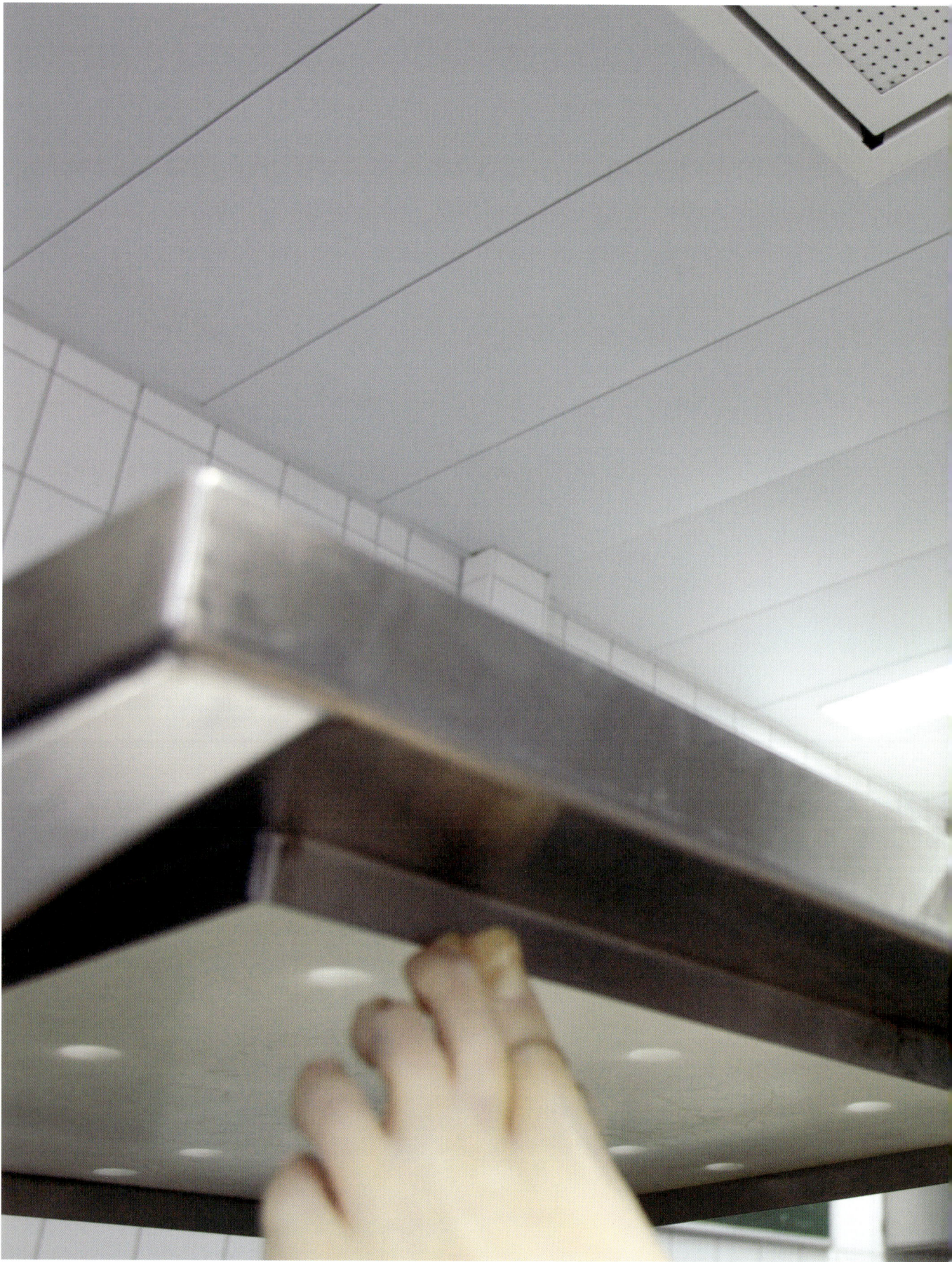

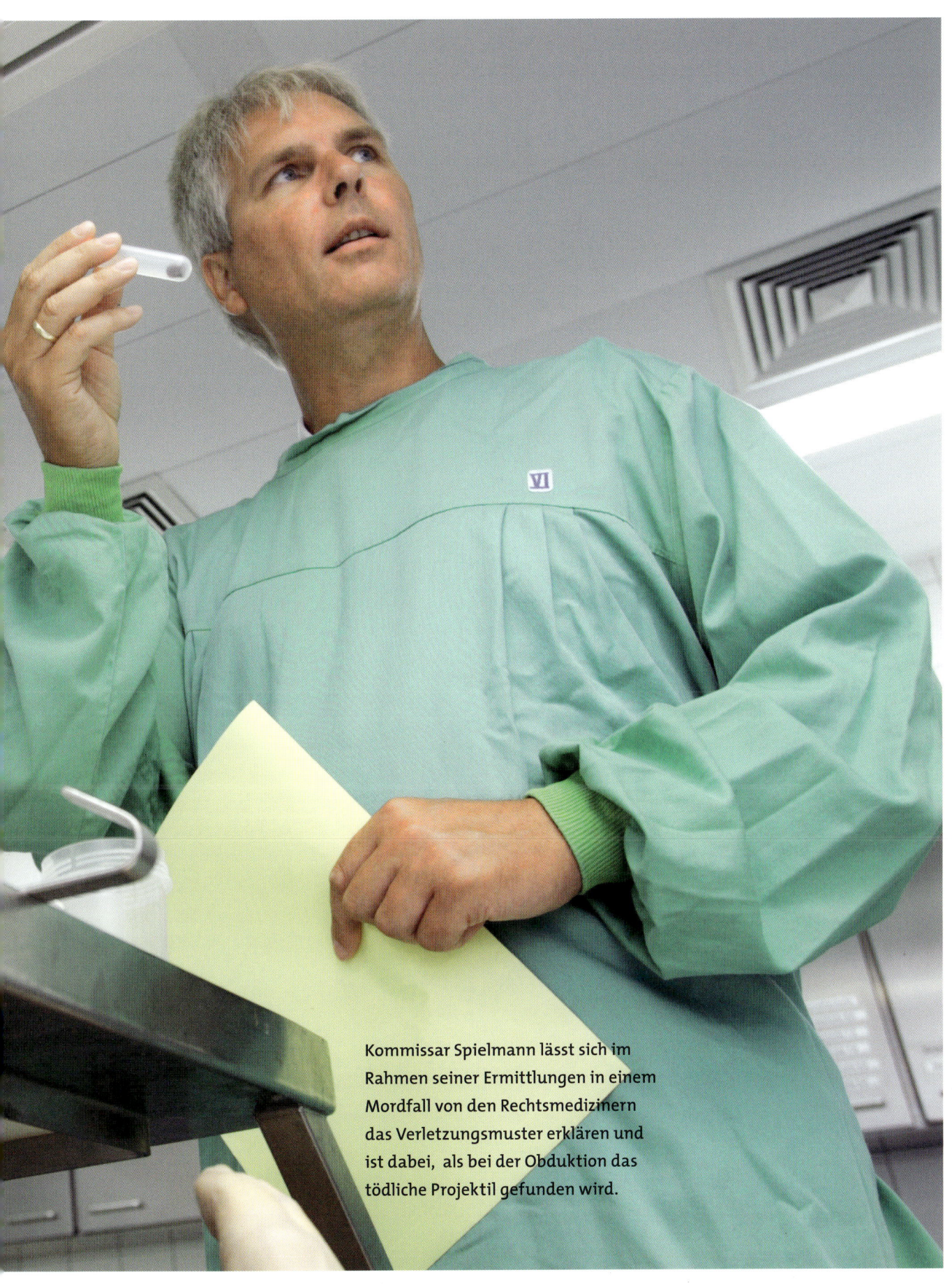

Kommissar Spielmann lässt sich im
Rahmen seiner Ermittlungen in einem
Mordfall von den Rechtsmedizinern
das Verletzungsmuster erklären und
ist dabei, als bei der Obduktion das
tödliche Projektil gefunden wird.

# Mord auf Mallorca

**Einer der spannendsten Fälle, in denen Kriminalhauptkommissar Spielmann ermittelte, war der Mord, den ein Hamburger Feuerwehrmann auf Mallorca an einer Mallorquinerin beging.**

Wer gerade keinen aktuellen Fall zu bearbeiten hat, nimmt sich einen zurückliegenden vor und überprüft, ob damals am Tatort Material gefunden wurde, das DNA-Spuren enthalten könnte. Denn die Technik in der DNA-Analyse entwickelt sich stets weiter, immer kleinere Materialmengen reichen aus, um DNA-Spuren auswerten zu können.

Aufgrund dieser steigenden Sensitivität in der DNA-Analytik ist es notwendig, auf DNA-freie Abstrichtupfer und Verbrauchsmaterialien (z.B. der Firma Sarstedt) zurückzugreifen, um so eine DNA-Kontamination ausschließen zu können.

*„Nicht zuletzt durch die Zusammenarbeit mit der Rechtsmedizin, die verfahrensentscheidend war, blieben nach einem packenden Indizienprozess keine Zweifel an seiner Täterschaft. Er wurde zu einer lebenslangen Freiheitsstrafe verurteilt.*

*Der Hamburger arbeitete als Hilfstauchlehrer auf der spanischen Insel. Er lernte die junge Frau abends in einer Disco kennen. Am folgenden Tag verließ er die Insel fluchtartig.*

*Gegenüber seinen Bekannten gab er an, seine Mutter habe einen Herzinfarkt erlitten und er müsse sofort zu ihr nach Hamburg fahren, auch sein Auto müsse er mitnehmen.*

*Als er in Hamburg eintraf, erreichte ihn ein Anruf aus Mallorca: Ein Bekannter berichtete ihm von dem Verschwinden der jungen Frau und dass er als derjenige, der zuletzt mit ihr zusammen war, gesucht werde.*

*Diese Information veranlasste den Feuerwehrmann zur Flucht nach vorn. Er suchte eine Polizeidienststelle auf und gab dort an, er habe gehört, dass er von der spanischen Polizei gesucht werde.*

*Er sagte aus, er habe die stark angetrunkene Frau in einer Disco kennengelernt und habe ihr helfen und sie in ein Krankenhaus bringen wollen. Während der Fahrt habe sich ihr Zustand gebessert. Es sei zum Austausch von Zärtlichkeiten und einvernehmlichem Geschlechtsverkehr gekommen. Auf ihren Wunsch hin habe er sie – gesund und munter – an einem Denkmal abgesetzt. Mit seiner plötzlichen Abreise wollte er den Plan seiner Freundin, ihn auf der Urlaubsinsel zu besuchen, abwenden, sonst hätte er damit rechnen müssen, dass sie von seiner Affäre mit der Mollorquinerin erfährt. Als er diese Behauptung nicht mehr aufrechterhalten konnte, gestand er, es sei ihm unangenehm gewesen zuzugeben, dass es finanzielle Probleme gewesen seien, die ihn zur Abreise gezwungen hätten.*

*Während der Mann eine Version nach der anderen präsentierte, blieb die junge Frau verschwunden, monatelang. Bis eines Tages im Spätsommer ihre Leiche gefunden wurde. Die Spuren waren eindeutig, der Hamburger hatte die junge Frau mit ihrer Bluse erwürgt.*

*Er wurde wegen Mordes verurteilt.*

Die meisten Anrufe ereilen uns außerhalb der normalen Dienstzeit von halb acht bis halb fünf. Wenn ich den ersten Ärger überwunden habe, dass ich nachts geweckt wurde, im Einsatzwagen sitze, das Blaulicht zuckt und mein Hirn anfängt zu arbeiten, bin ich in meinem Element.

Unsere Arbeit in der Mordkommission ist ja Thema unzähliger TV-Serien, aber ich muss gestehen: Ich schaue mir das nicht gern an. Meine Frau auch nicht, jedenfalls nicht, wenn ich meine Kommentare dazu abgebe ... Da knien die, am besten noch mit einer Kippe im Mundwinkel, über dem Leichnam und überlegen, was da passiert sein könnte. Ohne Mundschutz, ohne Schutzanzug, der Kommissar dann später in der Rechtsmedizin auch wieder ohne Schutzkleidung, aber mit einem Kaffee. Und wenn dann auch noch die privaten Einbindungen und Beziehungsgeflechte der Kommissare dazukommen, um Gottes willen, mach den Fernseher aus! Da lob ich mir Colombo, dessen Privatleben in der TV-Serie keine Rolle spielte."

Seit wir mit der Aufarbeitung ungeklärter Verbrechen begonnen haben, konnten 21 alte Fälle geklärt werden. Alle Spuren, aus denen heute noch kein DNA-fähiges Material gezogen werden kann, kommen in die Asservatenkammer.

Kein Täter kann sich sicher sein, dass wir ihn nicht – auch nach Jahrzehnten – überführen.
Wir arbeiten eng mit dem Labor der Rechtsmedizin zusammen und sind die Ersten, die von neuen Techniken zur DNA-Analyse erfahren.

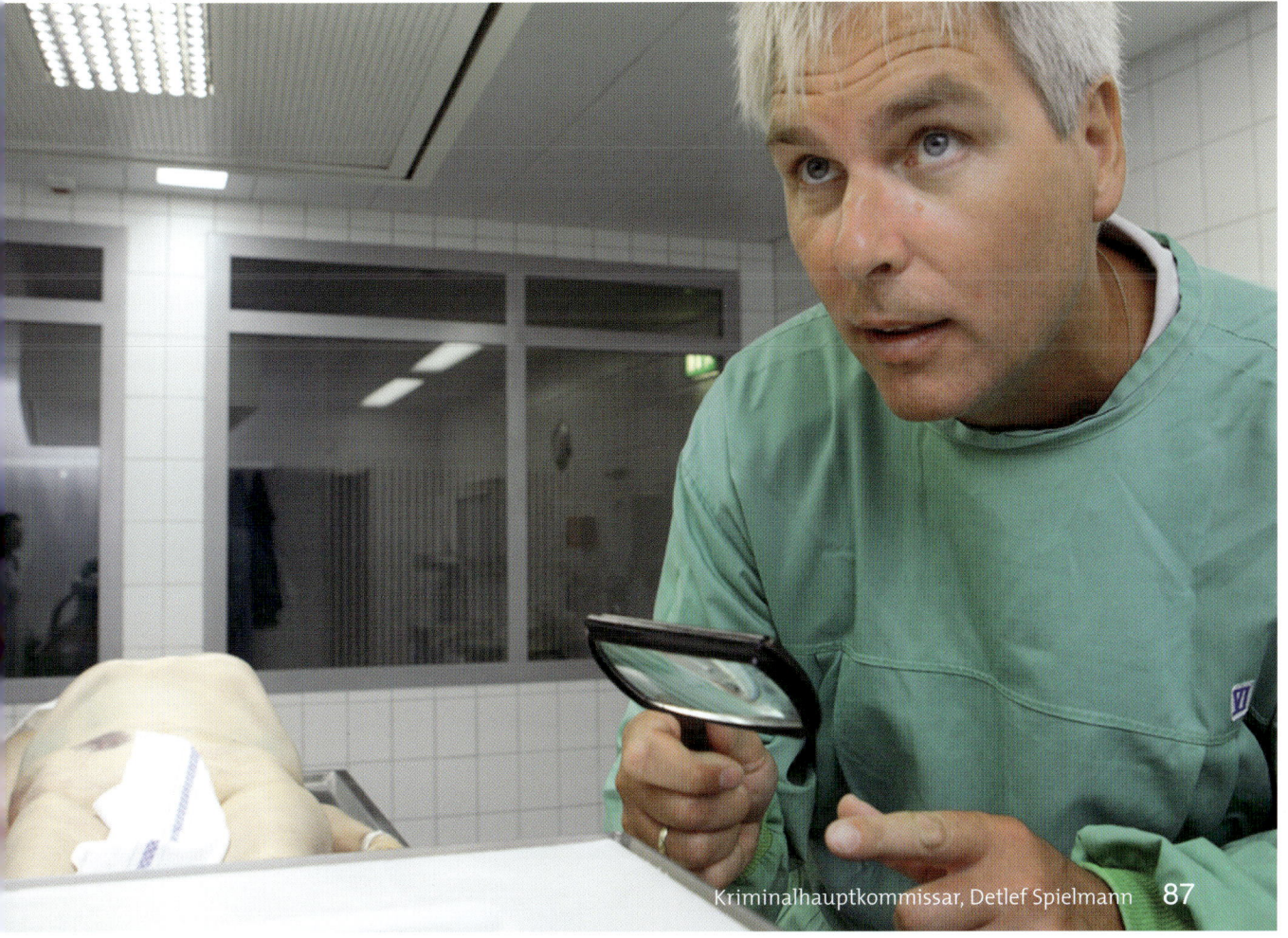

# Blutalkoholkonzentration

**Entscheidend ist der Promillewert zur Tatzeit. Die Rückrechnung der Blutalkoholkonzentration (BAK) erfolgt immer zugunsten des Täters.**

Der weibliche Körper enthält im Verhältnis zum Körpergewicht meist mehr Körperfett und weniger Körperwasser als der männliche.
Da sich Alkohol in Wasser besser löst als in Fett, ist nach dem Konsum gleicher Mengen die Alkoholkonzentration im Blut bei Frauen in der Regel höher als bei Männern mit gleichem Körpergewicht.

Beispiel: Eine Frau, 50 kg, kommt nach dem Konsum von 1 L Bier mit 6 % Alkoholanteil auf **1,6** Promille, der Mann unter gleichen Bedingungen auf **1,3** Promille

Bei vielen Gewalttaten, insbesondere nachts, ist Alkohol im Spiel. Auch werden – meist zur späten Stunde – viele alkoholisierte Fahrer am Steuer erwischt. Die Festnahme eines Alkoholsünders durch die Polizei setzt ein System von Bereitschaftsdiensten in Bewegung: Zunächst muss der diensthabende Richter grünes Licht für eine Blutentnahme geben. Doch oft vergehen Stunden, bevor ein Rechtsmediziner Blut abnehmen kann.

Da die Blutalkoholkonzentration (BAK) zur Tatzeit relevant ist, muss der Promillewert entsprechend zurückgerechnet werden. Die Rückrechnung erfolgt immer zugunsten des Täters. So wird bei Verkehrsdelikten von einem theoretischen Mindest-Tatzeit-BAK ausgegangen, während bei Straftaten, die unter Alkoholeinfluss begangen wurden, der Maximalwert der BAK zur Tatzeit berechnet wird.

Beispiel: Angenommen, ein Vorfall ereignete sich um 18 Uhr und die Blutprobenentnahme ergibt um 20 Uhr einen Promillewert von 1,82 wird der höhere Wert von 18 Uhr rechnerisch rekonstruiert. Soll der Maximalwert berechnet werden, wird von 0,2 Promille Alkoholabbau pro Stunde ausgegangen und zusätzlich ein sogenannter Sicherheitszuschlag von 0,2 Promille addiert.
In diesem Beispiel beträgt demnach die maximale BAK zur Tatzeit 2,42 Promille und im Falle eines Verkehrsdelikts ergibt die Mindest-BAK zur Tatzeit 1,92 Promille, da nur der Mindestwert von 0,1 Promille Abbau des Alkohols pro Stunde berechnet wird.

Die Blutproben werden entsprechend beschriftet für die Dauer von sechs Jahren aufbewahrt.

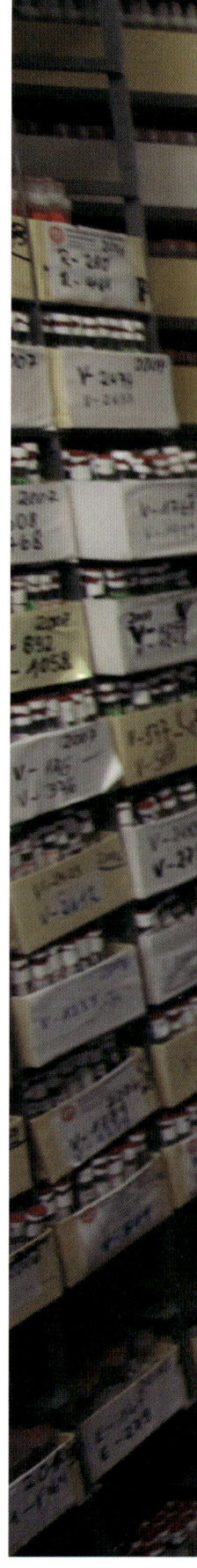

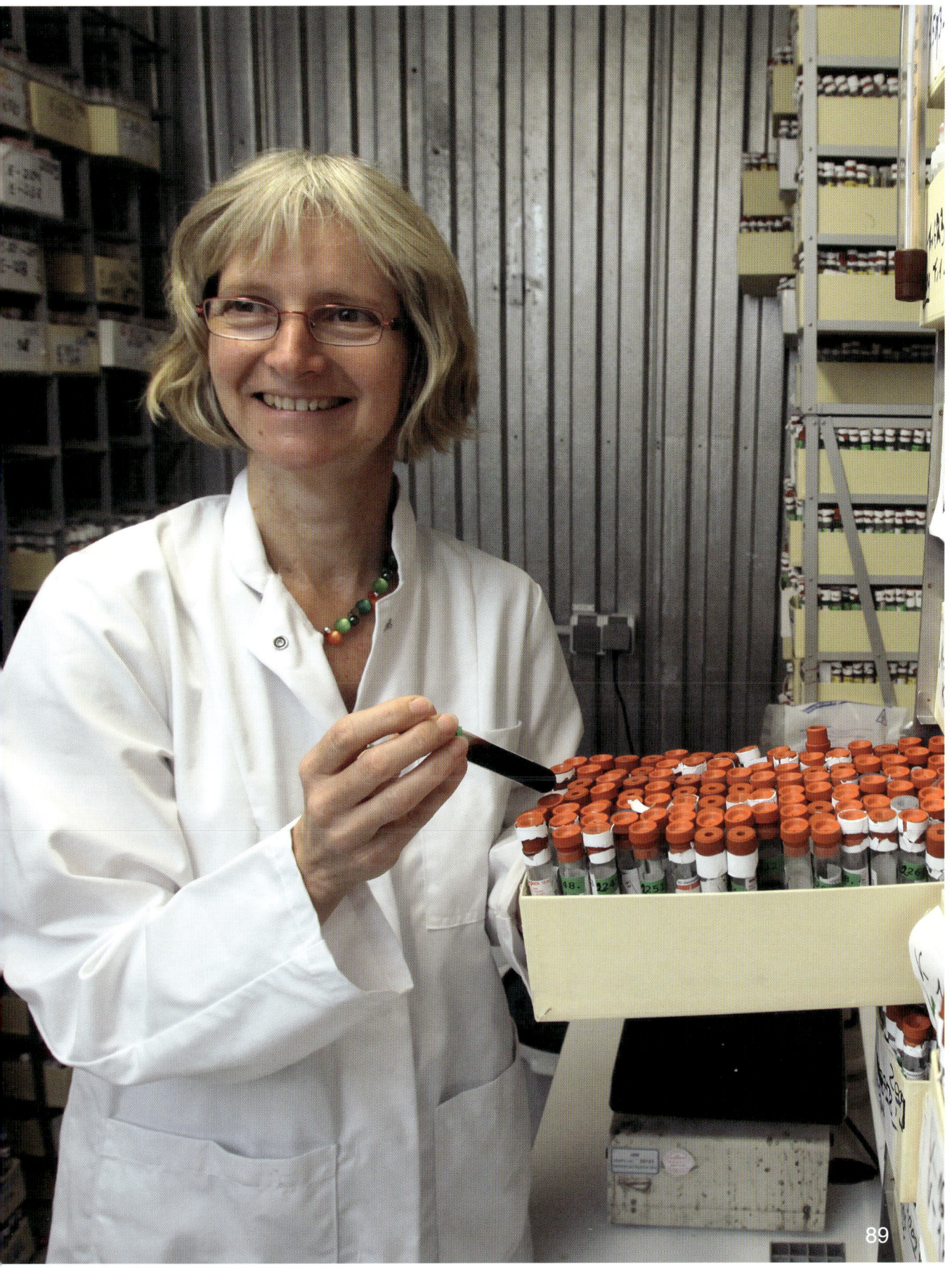

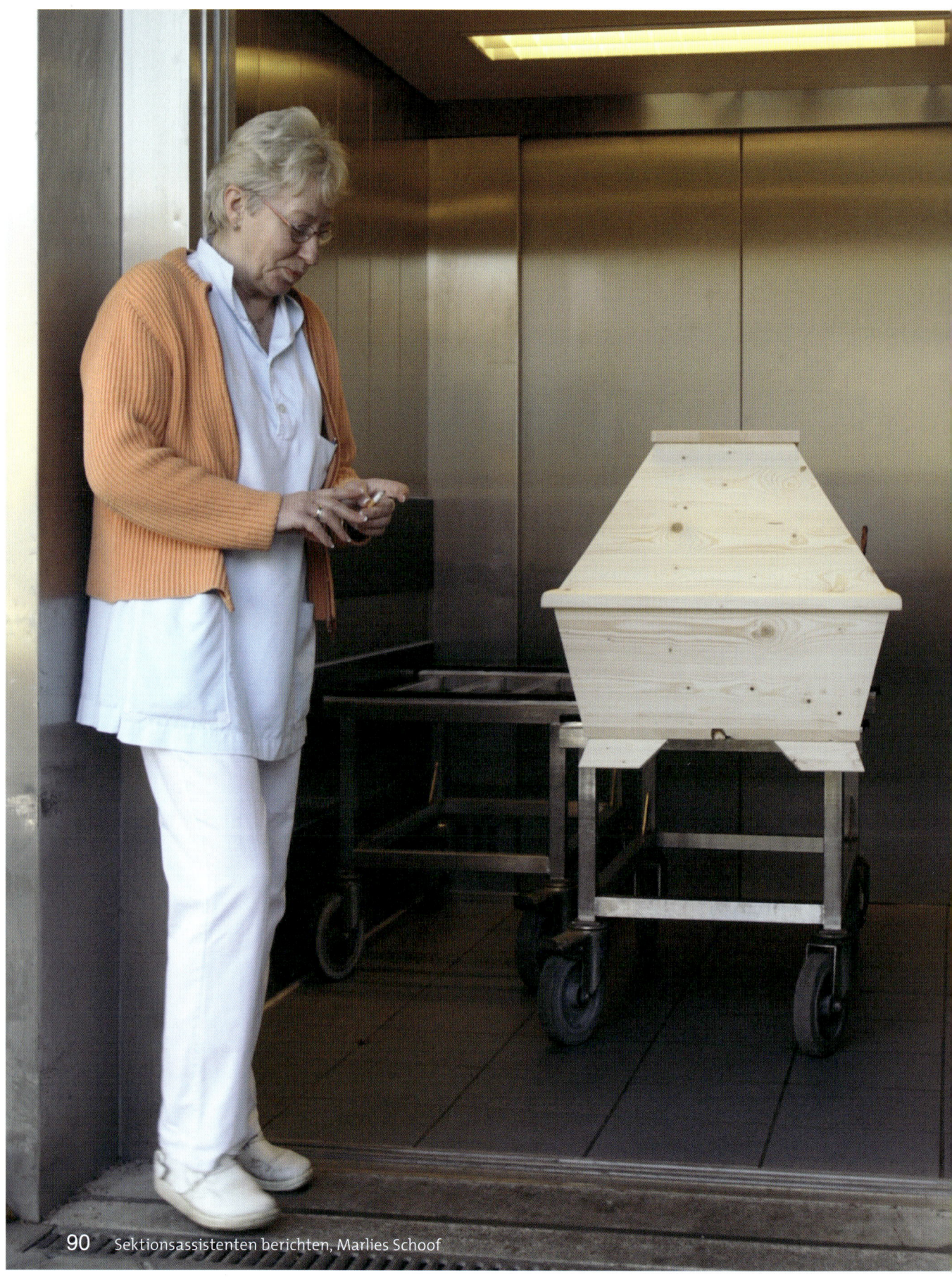

Sektionsassistenten berichten, Marlies Schoof

# Abschalten können ...

**Zu den Aufgaben der Sektionsassistenten gehört auch die Öffnung des Schädels.**

„Meinen ersten Einsatz als Sektionsassistentin hatte ich bei einer Außensektion in Bremerhaven. Es war ein schwerer Verkehrsunfall auf der Autobahn. Die Fahrerin und ihre beiden kleinen Kinder kamen dabei ums Leben.

Bevor ich Sektionsassistentin wurde, arbeitete ich als Raumpflegerin in der Rechtsmedizin. Es hat mich immer interessiert, was mit den Leichen geschieht, irgendwann habe ich dann bei einer Sektion zugeschaut.

Unser Team ist unter anderem dafür zuständig, die Leichen für die Obduktion vorzubereiten. Zu dieser Vorbereitung gehört auch die Öffnung des Schädels. Zur Öffnung der Schädelhöhle nutzen die Mediziner eine anatomische Eigenheit, die jeder leicht an sich selbst erkunden kann: Die Kopfhaut ist nicht fest angewachsen, sondern liegt dem Schädeldach verschieblich auf. Die Haut zwischen Hinterkopf und Scheitel bis knapp unterhalb der Ohren wird eingeschnitten, sodass Haar und Hemdkragen später alle Nähte verbergen. Die Kopfhaut lässt sich wie eine Kappe wegklappen. Das Gesicht des Toten wird dabei nicht angetastet. Sägt man danach die Schädelkapsel entlang der sogenannten Hutkrempenlinie auf, liegen das Gehirn und darunter auch die Schädelbasis zur Untersuchung frei. Die abgenommene Knochenschale kann anschließend wieder aufgesetzt, die Kopfhaut zurückgeklappt und vernäht werden, sodass anschließend nichts von dem Eingriff zu sehen ist. Eine schlimme Prozedur, aber es gibt keine andere Möglichkeit, das Gehirn zu entnehmen.

Wer diesen Beruf ausübt, muss abschalten können. So interessant unsere Tätigkeit auch ist, kann es manchmal doch belastend sein, was man hier sieht. Vor allem, wenn Sektionen an Säuglingen, Kindern oder jungen Frauen durchgeführt werden müssen.

Meine Familie gibt mir die nötige Unterstützung, denn für meinen Mann, der auch in diesem Beruf arbeitet, und meine Kinder ist diese Art der Arbeit nichts Besonderes. Sozusagen ein ganz normaler Arbeitsplatz."

Das Team für eine Außensektion besteht aus zwei Rechtsmedizinern und einem Sektionsassistenten, der zu den Sektionen das benötigte Instrumentarium in einem Sektionskoffer zusammenstellt: Sektionsbesteck, Kittel, Handschuhe, Schutzkleidung, Behältnisse für Organ- und Gewebeproben.

Eine Außensektion kann sich über einen ganzen Tag hinziehen. Es gibt weder einen Zeitrahmen, noch einen üblichen Raum, tatsächlich kann eine Außensektion auch nachts auf dem Friedhof stattfinden.

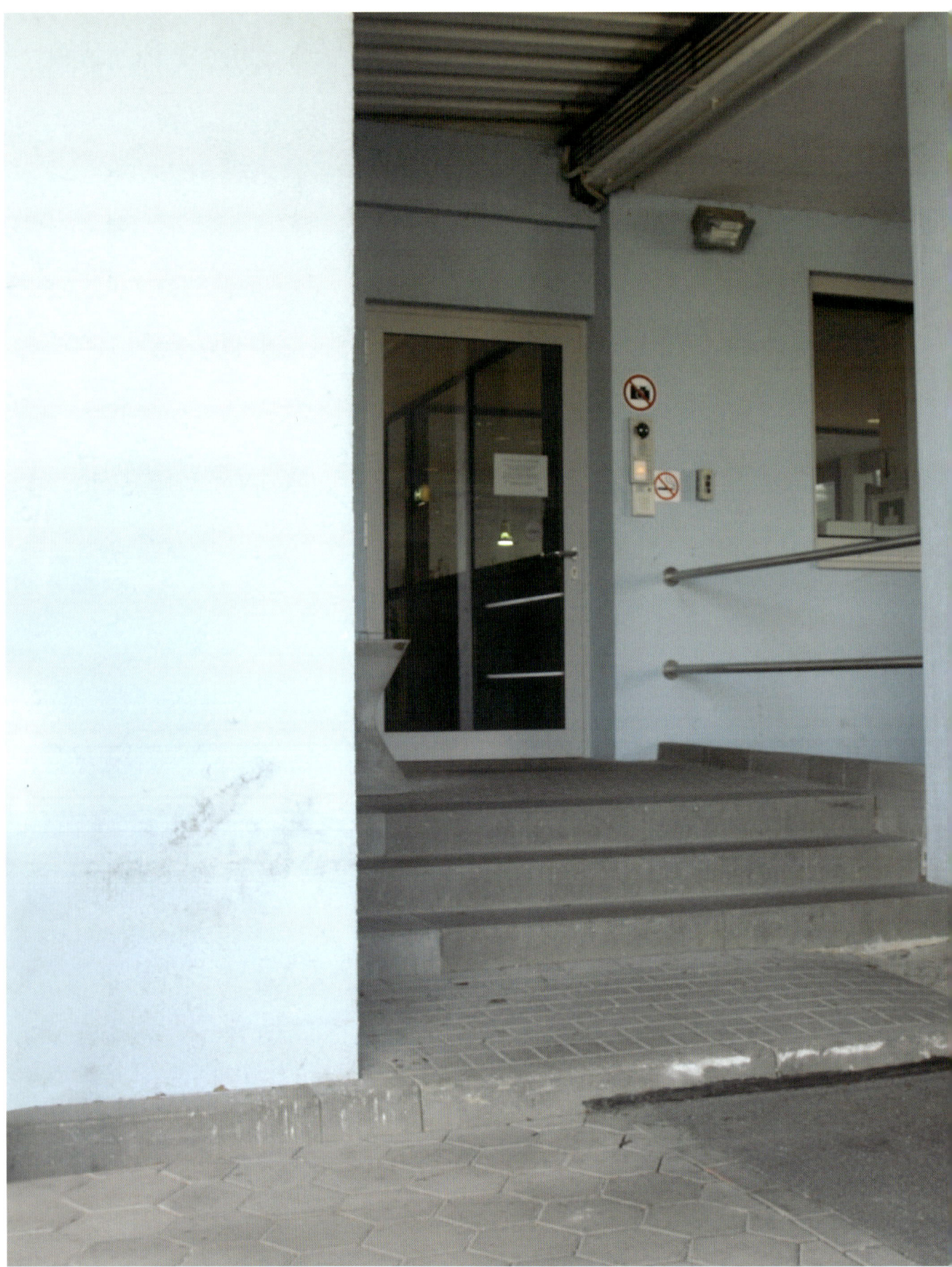

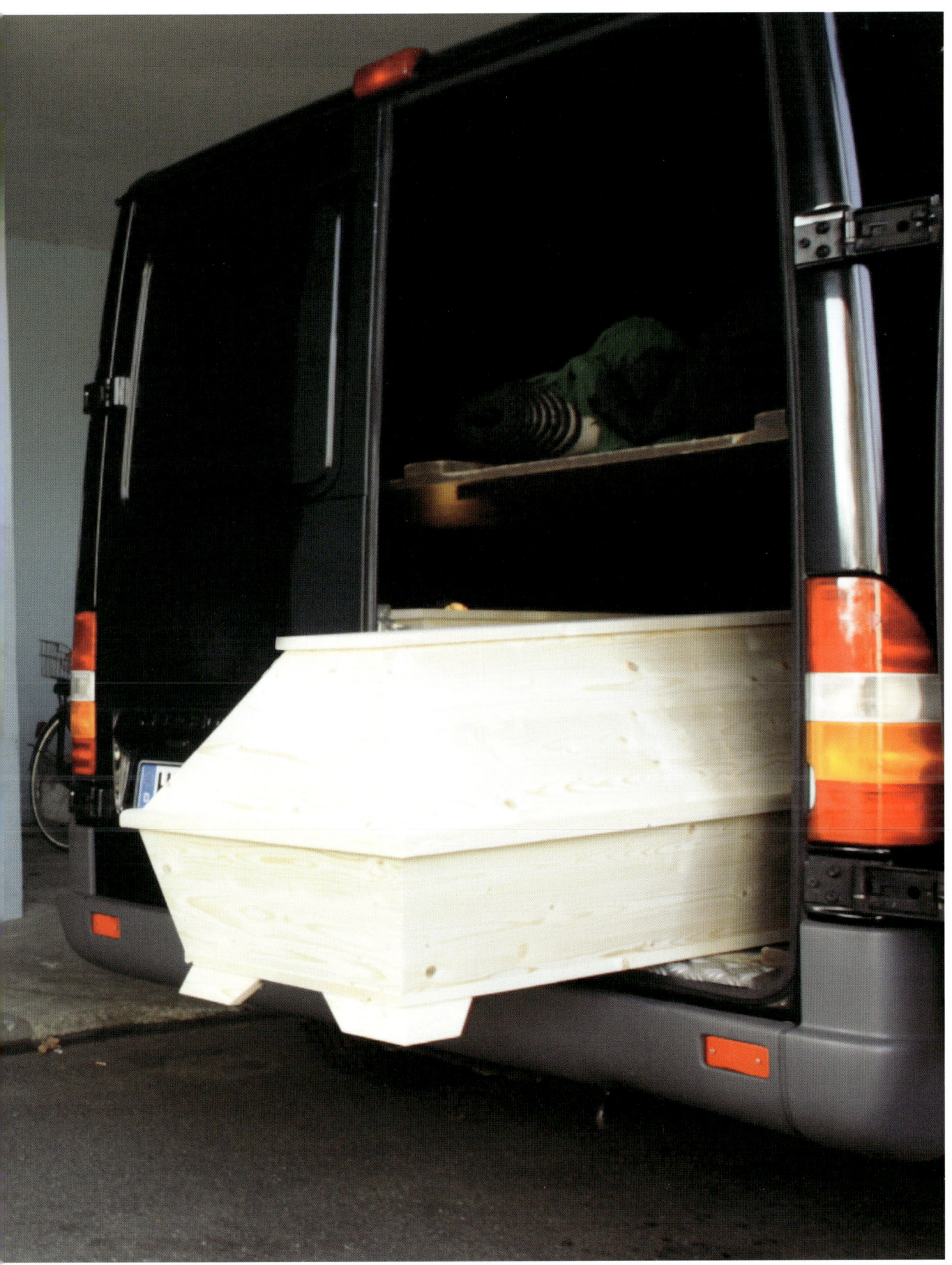

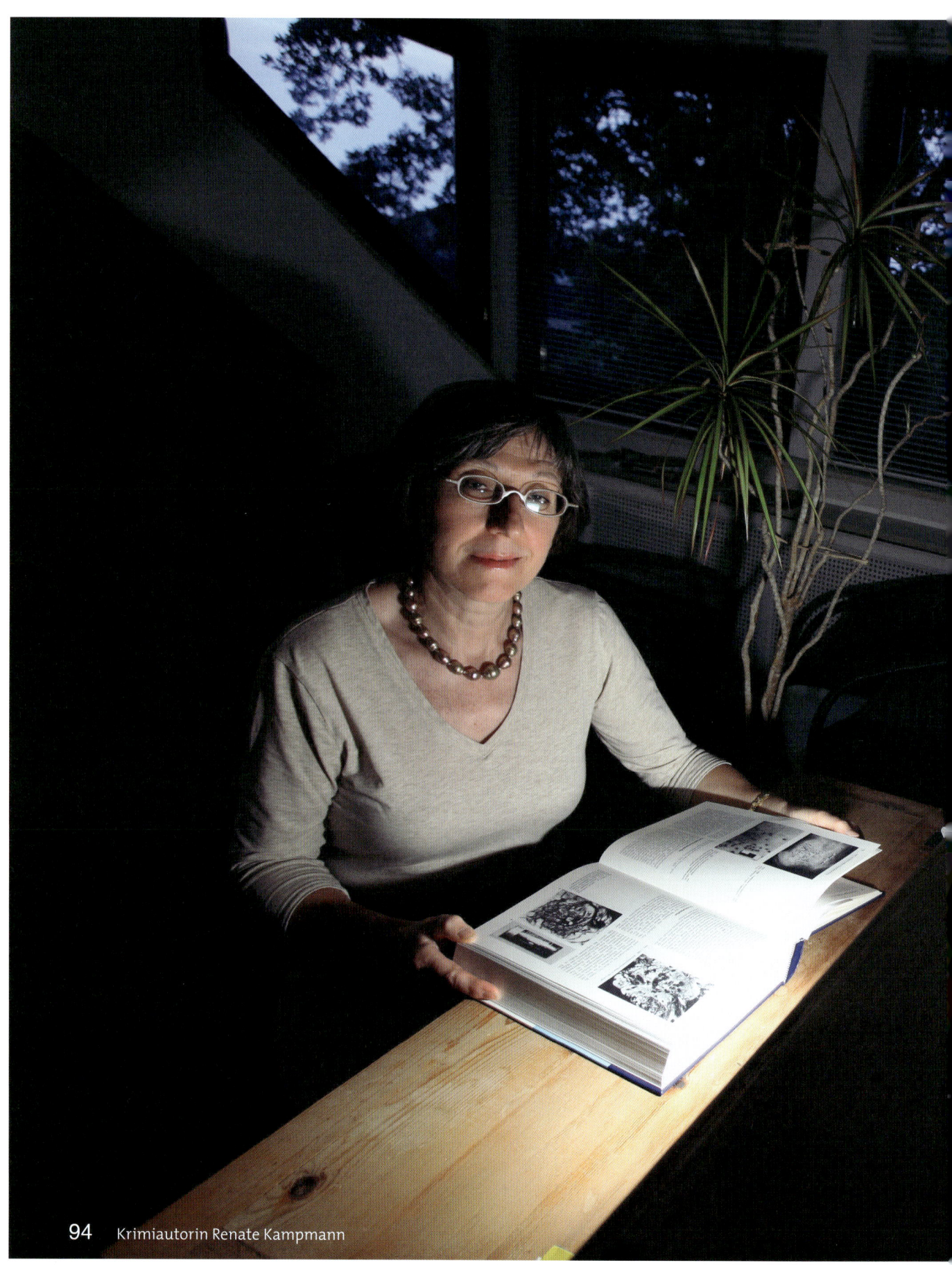

Krimiautorin Renate Kampmann

# Kampmanns Rechtsmedizinerin

Der Leser soll unter Hochspannung gesetzt werden, ihm soll das Blut in den Adern gefrieren – das erwarten passionierte Krimileser von ihrer Lieblingslektüre.

Krimiautoren wissen, was von ihnen erwartet wird.
Sie bewegen sich gern im schmalen Raum zwischen Fakten und Fiktion, nicht selten sind sie Gäste in der Welt der Experten, um die Abläufe in der Rechtsmedizin oder bei der Kripo hautnah zu recherchieren.

Dr. Leonie Simon taucht in keinem Ärzteverzeichnis auf. Sie ist Protagonistin einer Reihe von Kampmanns Kriminalromanen.
Renate Kampmann war nicht immer Krimiautorin, von ihr stammen Drehbücher bekannter TV-Serien wie *Bella Block*, *Doppelter Einsatz* und *Ein starkes Team*.
Noch bevor sie diese Drehbücher verfasste, hospitierte Renate Kampmann für mehrere Wochen im Institut für Rechtsmedizin bei Prof. Dr. Püschel, dem Chef der Hamburger Rechtsmedizin.

„Das volle Programm, Tag und Nacht, inklusive Leichenschau im Krematorium. Ohne diese Erfahrungen hätte ich die Bücher nicht schreiben können."

Leonie Simon ist klug, zupackend und redet für gewöhnlich nicht um den heißen Brei herum. Als stellvertretende Leiterin des Instituts für Rechtsmedizin in Hamburg weiß sie nicht nur bestens Bescheid über Tote und wie man sie zum Sprechen bringt, die Ärztin hat auch gelernt, sich in einer männerdominierten Welt durchzusetzen.

Kampmanns Protagonistin bewegt sich zwischen fiktionalen und tatsächlichen Gegebenheiten des rechtsmedizinischen Alltags und zeigt das Bild einer emanzipierten Ärztin, die in auch ihrer Position als stellvertretende Institutsleiterin immer noch eine Seltenheit in dieser Männerdomäne ist.
Doch die Zeiten ändern sich. Fünf der 30 rechtsmedizinischen Institute in Deutschland werden mittlerweile von Frauen geleitet.

# Im Schattenreich

Auszug aus dem zweiten Kriminalroman von Renate Kampmann, in dem es wieder um die Hamburger Rechtsmedizinerin Leonie Simon geht ...

... Aber Leonie Simon hat ein dunkles Geheimnis. Vor über 20 Jahren wurde ihre Mutter ermordet. Das nie aufgeklärte Verbrechen verfolgt sie noch heute in ihren Träumen. Beim Besuch am Grab ihrer Mutter trifft sie die längst überfällige Entscheidung: Sie muss auf die Suche nach dem Mörder ihrer Mutter gehen. Doch zunächst fordert die Arbeit im Institut die ganze Aufmerksamkeit der Rechtsmedizinerin. Ein ermordeter ausländischer Politiker, ein toter Polizist und eine Kellerleiche halten die Mitarbeiter in Atem.

Als das Institut ins Kreuzfeuer der öffentlichen Kritik gerät, liegen die Nerven aller blank. Auch Leonie wird das Gefühl nicht los, dass sie verfolgt wird. Stück für Stück setzt Leonie Simon die Teile ihres privaten und beruflichen Puzzles zusammen. Erst allmählich erkennt sie, dass die Schatten der Vergangenheit lang sind – manchmal reichen sie sogar bis in die Gegenwart ...

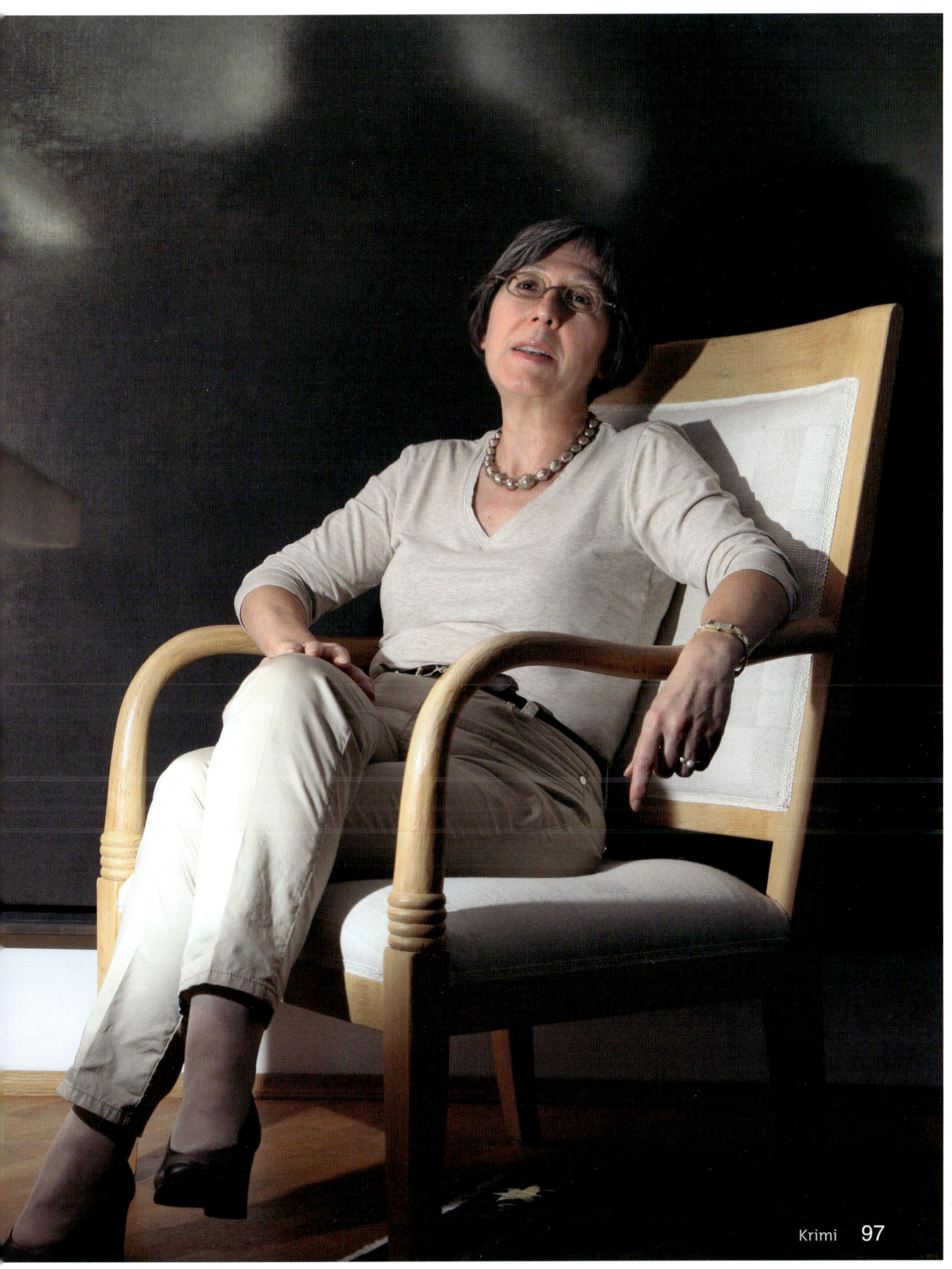

# Kriminalgeschichten von Rechtsmedizinern

**Auf Messers Schneide**
Authentische Kriminalfälle
Markus A. Rothschild,
Militzke Verlag

**Ermittler in Weiß**
Tote sagen aus
Wolfgang Dürwald,
Militzke Verlag

**Der Totenleser**
Neue unglaubliche Fälle aus der Rechtsmedizin
Michael Tsokos und Lothar Strüh,
Ullstein Tb

**Todsicher**
oder die erstaunlichsten Fälle der Rechtsmedizin
Markus A. Rothschild,
Militzke Verlag

**Dem Tod auf der Spur**
Zwölf spektakuläre Fälle aus der Rechtsmedizin
Michael Tsokos, Veit Etzold und Lothar Strüh,
Ullstein TB-Verlag

**Die unglaublichsten Fälle der Rechtsmedizin**
Markus A. Rothschild,
Militzke Verlag

**Zeitzeuge Tod**
Spektakuläre Fälle der Berliner Gerichtsmedizin
Gunther Geserick, Klaus Vendura und Ingo Wirth,
Militzke Verlag

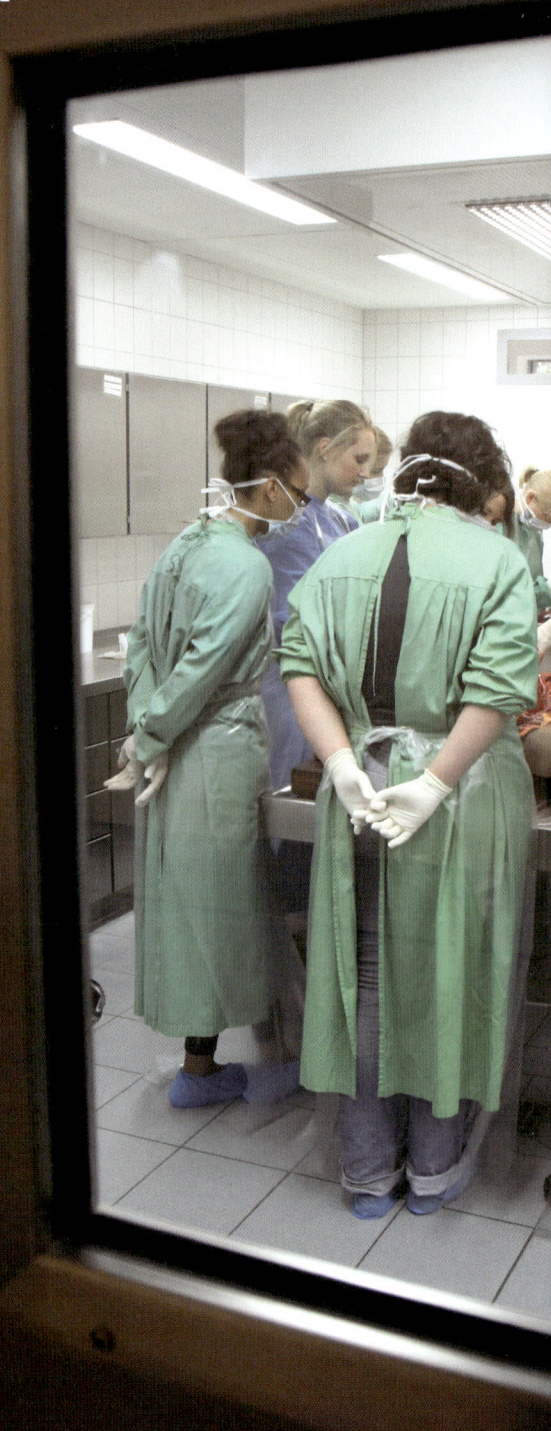

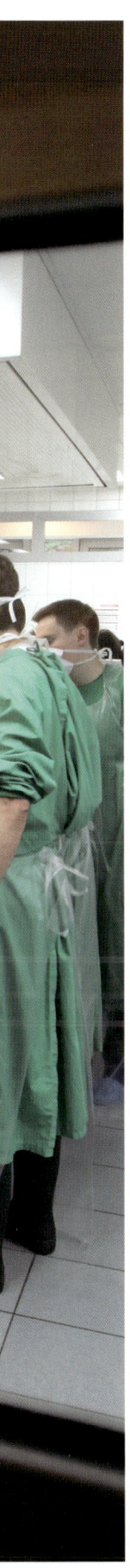

# Und welche Krimis lesen Rechtsmediziner?

**Die spannendsten Fälle der Rechtsmediziner bleiben nicht nur einer kleinen Fachwelt vorbehalten – Rechtsmediziner veröffentlichen ihre interessantesten Fälle für eine breite Leserschaft in Büchern, sie schreiben wahre Kriminalgeschichten. Lesen Rechtsmediziner auch Kriminalromane?**

Die *old-fashioned detective stories* von Agatha Christie gehören zur Lieblingslektüre vieler Rechtsmediziner, weil die Autorin es meisterhaft verstand, Giftwirkungen auf den menschlichen Körper zu beschreiben.
Ihr Wissen sammelte sie in einer Krankenhausapotheke, in der sie nach ihrem Einsatz als Rotkreuzschwester im Ersten Weltkrieg arbeitete.

In 42 von 67 Kriminalromanen lässt die Queen of Crime mit Gift morden. Ihre Beschreibungen sind so präzise, als seien sie Teil eines Obduktionsprotokolls, in dem jedes kleinste Detail von großer Bedeutung sein kann.

In einem Londoner Krankenhaus konnten sich die Ärzte keinen Reim auf die Symptome machen, unter denen ein Kind litt, doch eine Krankenschwester, die gerade den Kriminalroman „Das fahle Pferd" gelesen hatte, gab den entscheidenden Hinweis zur Diagnose.
Es war eine Thalliumvergiftung, die die erkältungsähnlichen Erscheinungen und den Haarausfall bei dem kleinen Patienten erklärten.
Agatha Christies präzise Beschreibung einer Thalliumvergiftung retteten dem Londoner Kind das Leben.

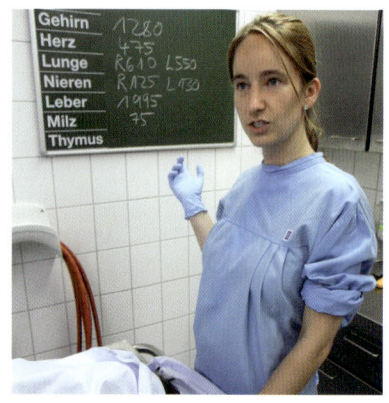 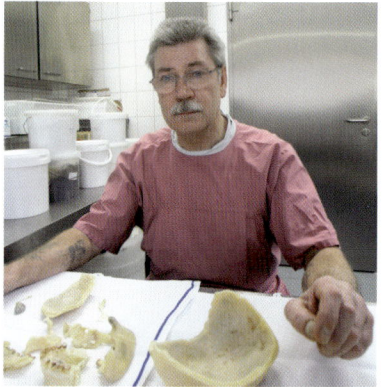 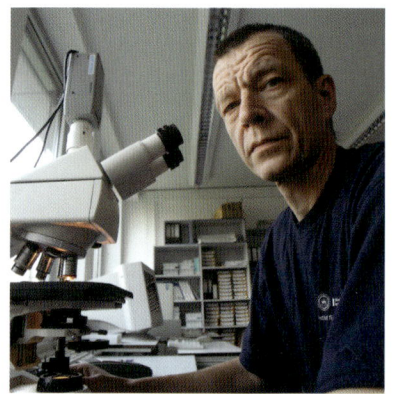

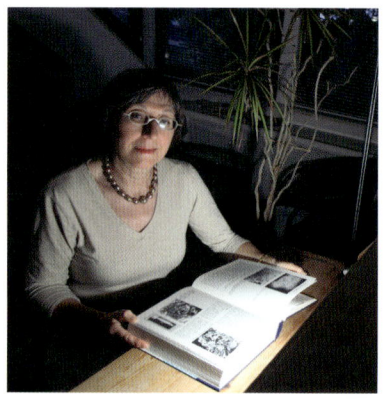 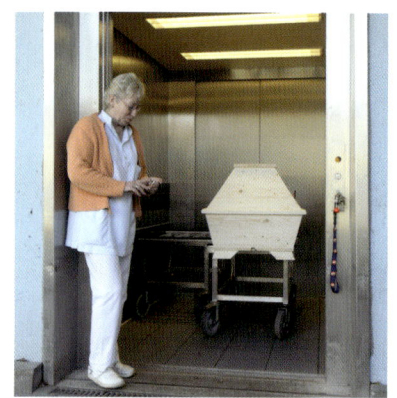 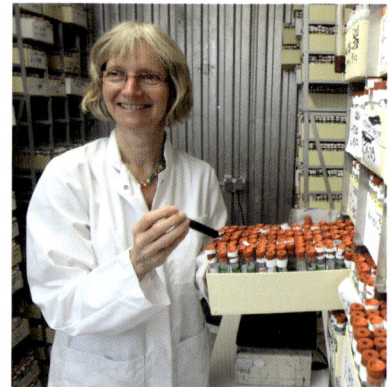

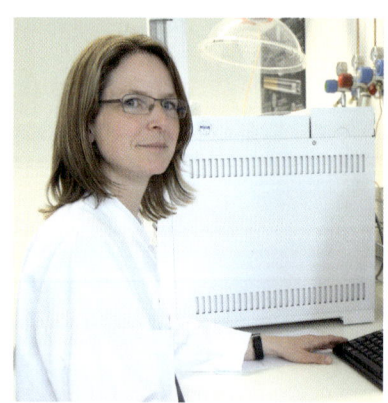 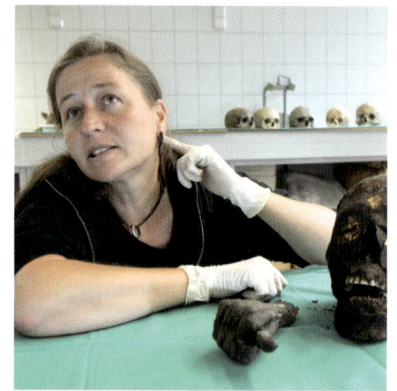 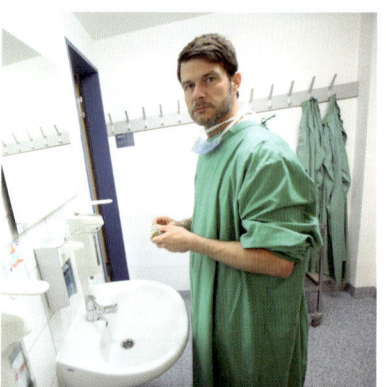

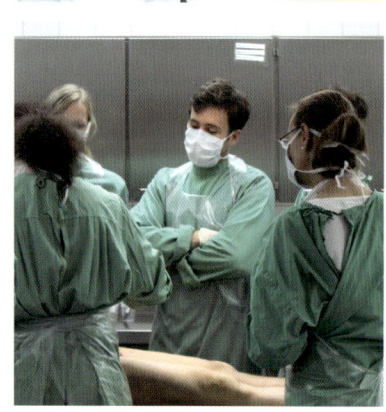 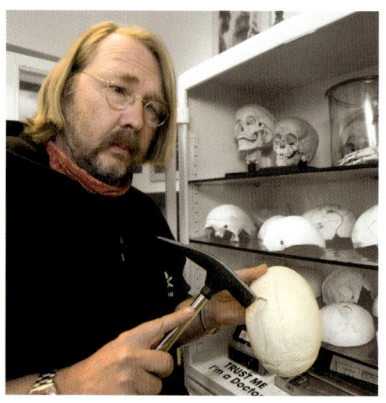 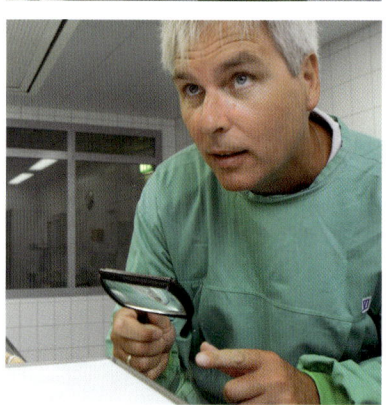

# Dank

Wir danken Prof. Dr. Klaus Püschel, Leiter des Hamburger Instituts für Rechtsmedizin
Dr. Frank Ulrich Montgomery, Präsident der Bundesärztekammer

den Rechtsmedizinern:

Med. Dir. Dr. Axel Gehl
PD Dr. Jan Sperhake
PD Dr. Elisabeth Türk

den Sektionsassistenten:

Marlies Schoof
Olaf Choinowski

Ebenso danken wir den Experten aus den Hamburger forensischen Laborinstituten:

Dr. rer. nat. Christa Augustin, Leiterin der forensischen Molekularbiologie
Dr. rer. nat. Hilke Andresen, Leiterin der Toxikologie
M. A. Eilin Jopp, forensische Anthropologin

Wir danken Kriminalhauptkommissar Detlef Spielmann
und der Krimiautorin Renate Kampmann

# Lydia Benecke –
## Kriminalpsychologische Beratung, Analyse, Forschung und Bildung

Als selbstständige Diplompsychologin mit den Arbeitsschwerpunkten:

- » Kriminalpsychologie
- » sexuell abweichende Vorlieben (Paraphilien)
- » Persönlichkeitsstörungen, Traumastörungen
- » psychologische Betrachtung von Subkulturen
  (unter anderem BDSM, Gothic, Vampyre)

Therapeutisch und beratend arbeite ich mit an unterschiedlichen psychischen Störungen leidenden Menschen sowie mit Gewalt- und Sexualstraftätern. Ich bin freie Mitarbeiterin bei »Benecke International Forensic Research & Consulting«, Mitautorin unter anderem der Bücher *Vampire unter uns! Band 1 und 2* (psychologische Betrachtungen der Real-Life-Vampyrsubkultur) und *Aus der Dunkelkammer des Bösen* (psychologische Analyse von Kriminalfällen). Außerdem schreibe ich eine psychologische Kolumne für Deutschlands bedeutendste BDSM-Zeitschrift *Schlagzeilen*.

Ich biete:

- » deutschlandweite Fallberatungen
- » psychologische Fallanalysen
- » themenspezifische Fortbildungen unter anderem für Therapeuten, Ermittlungsbehörden, Anwälte, Privatpersonen sowie psychologische, psychiatrische und forensische Institutionen

Weitere Informationen finden Sie unter: www.benecke-psychology.com
Kontakt: psychology@benecke.com

# Mit freundlicher Unterstützung von:

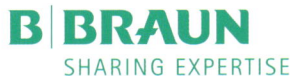
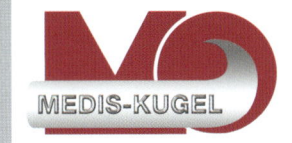
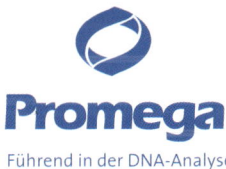
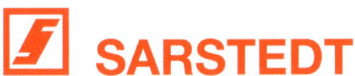

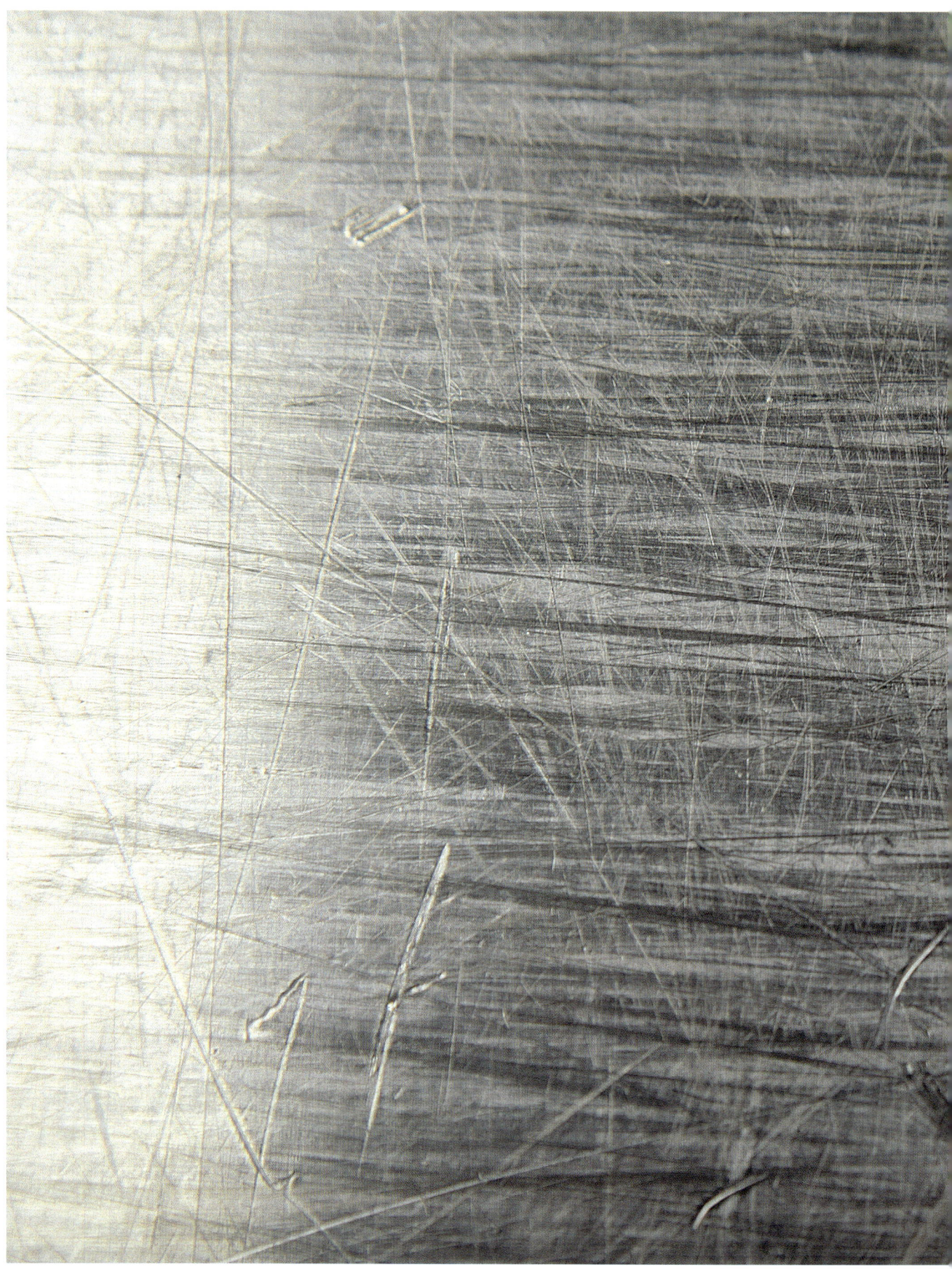